Nブックス

改訂 健康管理論

苫米地孝之助
監修

宮城重二
編著

金子嘉徳
佐藤勝昌
堀内美由紀
松本泉美
吉澤剛士
共著

建帛社
KENPAKUSHA

はじめに

　管理栄養士，栄養士養成課程のカリキュラムが，生活習慣病の増加，国民の健康問題の実情などに対応するために大幅に改正された。従来の『公衆衛生学』『健康管理概論』分野は今回のカリキュラム改訂により教育内容は，管理栄養士養成施設では「社会・環境（人間や生活）と健康」，栄養士養成施設では「社会生活と健康」となった。また教育目標は前者では「人間や生活についての理解を深めるとともに，社会や環境が人間の健康をどう規定し左右するか，あるいは人間の健康を保持増進するための社会や環境はどうあるべきかなど社会や環境と健康とのかかわりについて理解する」，後者では「社会や環境と健康との関係を理解するとともに，保健，医療，福祉，介護システムの概要について修得する。公衆衛生学，社会福祉概論を含むものとする」となっている。すなわち，新カリキュラムでは，人の健康，食生活について指導することのできる管理栄養士の養成，社会・健康と栄養についての知識・技術をもった栄養士の養成をめざしている。

　今回の新カリキュラムに合わせた教科書には，教育内容を題名とした『社会・環境と健康』や『社会生活と健康』，従来の名称の『公衆衛生学』『社会福祉概論』という教科書もある。一方，養成施設では，かなりの数が「健康管理概論」を独立した教育科目として行っており，その実情に合わせて企画・編集したのが本書『Nブックス　健康管理論』である。

　1978年（昭和53年），第一次国民健康づくり運動が始まったとき，私は"健康づくりの中心は食生活：栄養であり，これを推進する主役は管理栄養士でなければならない"として管理栄養士養成施設のカリキュラムの中に，それまでの教育科目『公衆衛生学』から『健康管理概論』を独立させ規定した。その当時，都道府県の健康づくり担当課長や管理者の多くは管理栄養士が占めていた。その後，第二次，第三次と国民健康づくり運動が進むにつれ，次第に管理栄養士の占める割合が少なくなり，今度のカリキュラムの改定で，とうとう授業科目としての健康管理概論までなくなってしまった。誠に寂しい思いをしていたが，今回『健康管理論』を編集するにあたって，その思いを何とかこの本の中に取り入れてみたいと考えた。

　十分にその役割を果たせたかどうか疑問であるが，本書を学ぶ学生には立派な管理栄養士，栄養士になって欲しいと願っている。

2004年5月

苫米地　孝之助

改訂の序

　本書は2004年5月の初版出版以来ほぼ10年が経過した。初版は，管理栄養士・栄養士養成課程のカリキュラムの大幅な改正に伴い，その新カリキュラムに合わせた教科書として企画・出版された。

　この間，「健康日本21」は第2次対策に入るなど国民の健康づくり対策は新たな展開をみせてきた。また，国民の健康問題や生活問題は複雑・多様化し，そのため，保健・栄養系の分野における専門家の資質向上が一層求められてきた。そして，管理栄養士などの国家試験出題基準（ガイドライン）も改定された。

　改訂版は初版の8章構成の内容を踏まえつつ，新たに導入された健康・栄養政策やカリキュラム内容を取り入れ，また，複雑・多様化する保健ニーズに対応できる知識・技術を体系的に編集するようにした。さらに，各章の巻末には内容の要点を箇条書きにまとめ，学習が効率良くできるようにした。

　なお，執筆者については改訂版を機会に若手の研究教育者を中心に，それぞれの専門に応じて執筆を依頼した。

　本書（改訂版）が多くの方に利用されることを願っている。

　　2014年2月

　　　　　　　　　　　　　　　　　　　　　　　　　　　　宮城　重二

健康管理論 目次

第1章 健康の概念 … 1
1. 健康の定義 … 1
    1.1 「実感」としての健康（主観的健康感） … 1
    1.2 WHOの定義 … 2
    1.3 わが国の考え方 … 3
2. 健康の成立条件 … 4
    2.1 主体・病因・環境の3条件 … 4
    2.2 生物医学モデルと生物心理社会モデル … 5
3. 健康の判定：健康指標 … 6
    3.1 個人の健康判定（健康指標） … 6
    3.2 集団の健康判定（健康指標） … 7
4. プライマリヘルスケア・ヘルスプロモーション … 11
    4.1 プライマリヘルスケア … 11
    4.2 ヘルスプロモーション … 12

第2章 健康の現状 … 14
1. 人口 … 14
    1.1 高齢化とその要因 … 14
    1.2 年齢別人口構成 … 16
2. 平均余命・平均寿命，健康寿命 … 18
    2.1 平均余命・平均寿命 … 18
    2.2 健康寿命 … 18
3. 出生，婚姻・離婚の状況 … 21
    3.1 出生の状況と少子化 … 21
    3.2 婚姻・離婚の状況 … 22
4. 死亡の状況 … 24
    4.1 死亡率の動向 … 24
    4.2 死因別死亡率の動向 … 25
    4.3 母子の死亡の動向 … 31
    4.4 死亡の国際比較 … 34
5. 健康状態・受療状況 … 36
    5.1 有訴者率・通院者率：国民生活基礎調査 … 36
    5.2 受療率：患者調査 … 38

第3章 健康に影響する生活要因 … 41
1. 生活習慣要因と生活習慣病 … 41
    1.1 生活習慣病対策の背景 … 41
    1.2 生活習慣病およびその対策 … 41

健康管理論
目　次

　　　2. 栄養・食生活 …………………………………………………………… *42*
　　　　2.1　「栄養の偏り」をもたらす食生活の変化 ………………………… *42*
　　　　2.2　栄養摂取の状況 …………………………………………………… *44*
　　　　2.3　健康増進と栄養・食生活 ………………………………………… *46*
　　　3. 身体活動・運動 ………………………………………………………… *48*
　　　　3.1　身体活動・運動の現状 …………………………………………… *48*
　　　　3.2　身体活動・運動不足による身体的な影響 ……………………… *50*
　　　　3.3　身体活動・運動の効果と健康づくりに適した運動 …………… *51*
　　　　3.4　健康づくりのための身体活動・運動の指針 …………………… *52*
　　　4. 休養・ストレス ………………………………………………………… *56*
　　　　4.1　「ストレス増加」をもたらす社会環境の変化 …………………… *56*
　　　　4.2　ストレスと健康 …………………………………………………… *57*
　　　　4.3　健康増進と休養・ストレス管理 ………………………………… *59*
　　　5. 喫煙・飲酒 ……………………………………………………………… *61*
　　　　5.1　喫　　煙 …………………………………………………………… *61*
　　　　5.2　飲　　酒 …………………………………………………………… *65*

第4章　健康を阻害する疾病の予防 …………………………………………… *70*
　　　1. 疾病予防の3段階 ……………………………………………………… *70*
　　　　1.1　一次予防：健康増進と特殊予防 ………………………………… *70*
　　　　1.2　二次予防：早期発見・早期治療 ………………………………… *72*
　　　　1.3　三次予防：障害および悪化防止とリハビリテーション ……… *72*
　　　2. 生活習慣病の予防 ……………………………………………………… *73*
　　　　2.1　がんの予防 ………………………………………………………… *73*
　　　　2.2　循環器疾患の予防 ………………………………………………… *75*
　　　　2.3　糖尿病の予防 ……………………………………………………… *77*
　　　　2.4　メタボリックシンドロームの予防 ……………………………… *78*
　　　3. 感染症の予防 …………………………………………………………… *81*
　　　　3.1　感染症対策と感染症法 …………………………………………… *81*
　　　　3.2　HIV・エイズ（AIDS）対策 ……………………………………… *82*
　　　　3.3　結　核　対　策 …………………………………………………… *83*

第5章　健康づくりの施策 ………………………………………………………… *86*
　　　1. 国民健康づくり運動 …………………………………………………… *86*
　　　　1.1　国民健康づくり運動の沿革 ……………………………………… *86*
　　　　1.2　第1次国民健康づくり対策 ……………………………………… *87*
　　　　1.3　第2次国民健康づくり対策
　　　　　　（アクティブ80ヘルスプラン）………………………………… *88*

- 1.4 健康日本21（第3次国民健康づくり対策）……… 88
- 1.5 （新）健康フロンティア戦略 ……………… 90
- 1.6 健康日本21（第2次）……………………… 90
- 2. 健康づくりの法的対応 …………………………… 91
  - 2.1 地域保健法 ………………………………… 91
  - 2.2 健康増進法 ………………………………… 93
  - 2.3 母子保健の関係法 ………………………… 94
  - 2.4 高齢者保健・介護関係法 ………………… 97
  - 2.5 がん対策基本法 …………………………… 99
- 3. 組織と従事者 ……………………………………… 100
  - 3.1 保健行政の体系 …………………………… 100
  - 3.2 保健所・市町村保健センター …………… 101
  - 3.3 職員の設置・活動 ………………………… 102

第6章　健康管理の進め方 ……………………………………… 105

- 1. 健康管理の考え方 ………………………………… 105
  - 1.1 健康管理の多様な考え方 ………………… 105
  - 1.2 健康管理の定義 …………………………… 105
- 2. 健康管理の方法 …………………………………… 106
  - 2.1 「計画－実施－評価」の体系 …………… 106
  - 2.2 健康管理の評価 …………………………… 108
- 3. 健康教育 …………………………………………… 109
  - 3.1 健康教育の考え方 ………………………… 109
  - 3.2 健康教育の方法 …………………………… 111
- 4. 健康相談 …………………………………………… 114
  - 4.1 健康相談の考え方 ………………………… 114
  - 4.2 健康相談の方法 …………………………… 114
- 5. 健康診査・スクリーニング ……………………… 116
  - 5.1 健康診査・スクリーニングの考え方 …… 116
  - 5.2 健康診査・スクリーニングの方法 ……… 117
- 6. 健康管理の実際 …………………………………… 122
  - 6.1 地域の健康管理（地域保健）…………… 122
  - 6.2 職場の健康管理（産業保健）…………… 123
  - 6.3 学校の健康管理（学校保健）…………… 125
  - 6.4 母子の健康管理（母子保健）…………… 128
  - 6.5 高齢者の健康管理（高齢者保健・介護）… 128
  - 6.6 心の健康管理（精神保健）……………… 131

健康管理論
目　次

  6.7　歯科の健康管理（歯科保健）……………………………… *132*
 7．国 際 保 健 …………………………………………………… *134*
  7.1　グローバリゼーションと健康課題…………………………… *134*
  7.2　医療協力のしくみ……………………………………………… *135*

第7章　EBMに基づく健康管理 …………………………………… *141*
1．EBM とは ……………………………………………………… *141*
 1.1　EBM とは ……………………………………………………… *141*
 1.2　EBM の応用 − EBN・EBHC ………………………………… *141*
2．EBM の方法（疫学の方法）………………………………… *141*
 2.1　記述疫学研究…………………………………………………… *142*
 2.2　横 断 研 究 …………………………………………………… *142*
 2.3　コホート研究…………………………………………………… *143*
 2.4　ケースコントロール研究（症例対照研究）………………… *144*
 2.5　介 入 研 究 …………………………………………………… *145*
3．EBM の応用…………………………………………………… *145*
 3.1　検定とその方法 ……………………………………………… *145*
 3.2　効果判定・危険因子（危険度）の比較……………………… *147*

第8章　健 康 情 報 …………………………………………………… *151*
1．健康情報とは ………………………………………………… *151*
 1.1　健康情報の定義………………………………………………… *151*
 1.2　健康情報の種類と内容………………………………………… *151*
2．健康情報の収集方法・情報源 …………………………… *152*
 2.1　各種メディアによる情報……………………………………… *152*
 2.2　官公庁などの公式情報………………………………………… *153*
3．健康情報の活用方法 ……………………………………… *154*
 3.1　Personal Health Record（PHR）システム ……………… *154*
 3.2　栄養士の活動と栄養価計算…………………………………… *156*
4．健康情報の注意点…………………………………………… *157*

索　　引 ……………………………………………………………… *159*

第 1 章

健康の概念

1. 健康の定義

1.1 「実感」としての健康（主観的健康感）

(1)「実感」としての健康

　人は誰でも健康を身近に感じ，人と交わすあいさつにも決まって健康のことを持ち出す。「お元気ですか」「ごきげんいかがですか」といった具合である。しかも，「健康状態はいかがですか」と質問すると，持病のある人でも，ときに「健康である」と答える。持病の有無や健康状態の良し悪しにかかわらず，その人自身が健康状態をどう実感しているかということが重要となる。つまり，健康とは何かという場合，まず実感としての健康という考え方がある。

　一般的には，多くの人は「快食・快眠・快便」などの場合に，健康を実感するだろう。快食とは食事がおいしい，食欲がある，快眠とはよく眠れた，目覚めがよい，快便とは毎日便通がある，お腹の調子がいい，ということである。

(2)「実感」としての健康の専門用語

　実感としての健康は，専門用語として主観的健康感という（…健康観」ではない）。自覚的健康感とか，健康自己評価ともいわれる。

　実感としての健康（主観的健康感）は個人の主観であり，実感のし方は心の状態や生活状況などによって異なることから，あてにはならないと軽視される傾向がある。

　しかし，主観的健康感は客観的な健康指標と深い関係があり，しかも良好なほど生命予後にも良い影響を及ぼすことが指摘されている。そのためむしろ総合的な健康指標であるといわれる。したがって，主観的健康感は，個人の健康を考えるとき，健康指標のひとつとして決まってとり上げられる。例として以下のような聞き方で把握される。

> 設問例）：あなたは，自分の健康をどう思いますか。
> 回答　　1. 非常に健康だと思う　　2. 健康だと思う
> 　　　　3. 普通だと思う　　　　　4. 健康ではないと思う
> 　　注）この例では選択肢が4段階であるが，何段階かの選択肢を提示し，最もそうだと思うものに○をつけてもらう。

1.2　WHOの定義

実感としての健康（主観的健康感）は，個人の健康を考えるとき重要であるが，不特定多数の人びとの健康や健康づくりについて論じるときなどは，一定の了解できる健康の定義および考え方が必要になる。

健康の定義として広く引用されるのが，世界保健機関（World Health Organization：WHO）の考え方である（表1-1）。つまり，健康とは**身体的，精神的および社会的に完全に良好な状態**であるということである。身体的健康とは身体的な病気がない・障害がない，精神的健康とは精神病がない・うつや悩みがないなど，具体的にイメージできる。しかし，社会的健康はイメージしにくい。とはいえ，WHOの考え方は，社会的健康（社会的に良い状態）を提示したことが高く評価されている。

（1）社会的健康

社会的健康とはどのような意味だろうか。社会的健康は，ひと言でいえば「社会的役割が果たし得ること」だと考えよう。社会的役割とは社会的になすべきことが期待されている役割である。例えば，家族生活を維持するために仕事などで収入を得るべき人は，家計支持者としての社会的役割が期待されている。ここで，家計支持者として働くべき人が，たとえ五体健常でも働こうとしなければ，または，働いて収入を得てもそれを飲酒やギャンブルなどで使い果たすようであれば，社会的役割を果たしていないので健康とはいえない。かえって，障害のある人や高齢者でも，家計支持者としての社会的役割が果たし得ていれば，その人はむしろ社会的には健康だといえる。

なお，"その人なりに"ということは，例えば，高齢者は若者のように走れなくていいのであり，高齢者なりにゴールできればよい。障害のある人は行動がぎこちなくスローテンポでも，与えられた仕事などをしっかりとなし得ればよいということである。

社会的役割が果たし得れば，当然自立的に生きることができる。そこで，社会的健康をひと言で表現すれば「自立的に生きる姿が健康である」といえる。

表1-1　世界保健機関（WHO）の健康の定義

> 健康とは，病気ではないとか，弱っていないということではなく，肉体的にも，精神的にも，そして社会的にも，すべてが満たされた状態にあることをいいます。
> 　人種，宗教，政治信条や経済的・社会的条件によって差別されることなく，最高水準の健康に恵まれることは，あらゆる人々にとっての基本的人権のひとつです。

出典）世界保健機関憲章（Constitution of WHO）前文，1946.
特徴①：社会的健康の規定（社会的に良好な状態）
　　　　⇒（その人なりに）社会的役割が果たしうること
特徴②：積極的健康の規定（単に病気や虚弱でないということではない）
　　　　⇒病気や虚弱でない状態を消極的健康だとすれば，その上である
特徴③：基本的権利としての健康の規定（基本的権利のうちのひとつである）

（2）積極的健康

　　WHO の考え方には，積極的健康という特徴も読み取れる。つまり，単に病気や虚弱でないということにとどまるものではないということである。「病気や虚弱でない状態」を健康だと考える人は多いであろう。しかし，健康は単にそのような状態にとどまらないで，その上の状態である。「病気や虚弱でない状態」を消極的健康だとすれば，さらにその上をいくということで「積極的健康」という考え方ができる。

　　なお，積極的健康は消極的健康と対比させずとも，ポジティブ・ヘルス（positive health），ベター・ヘルス（better health）という意味で考えれば，常に現在の状態より良い状態を志向する考え方だともいえる。

（3）権利としての健康

　　WHO ではまた，健康とは「何人もが有する基本的権利のうちのひとつである」という。健康が権利であるということは，例えば，発病のときに医者に診てくれと主張できる。しかし，権利は常に義務と表裏一体をなす。その義務が「自分の健康は自分で守る」（セルフケア）ということである。例えば，医者に診てもらえても服薬指示を守らなかったり不摂生を続けたりすれば，義務を果たしていない。現代は生活習慣病の時代といってもいい。現代にあっては，「健康は自分で守るもの」という義務の考え方がたいせつである。医学が進歩しても患者の義務の遂行がなければ，治る病気も改善しないし治らない。したがって，健康は「権利でかつ義務である」といえる。

1.3　わが国の考え方

（1）「国民健康会議」の考え方

　　わが国では 1984（昭和 59）年に厚生大臣の私的諮問機関である「国民健康会議」が発足した。そして，「これからの健康意識と社会のあり方」について提言し，そのなかで「病気と共生する健康」への意識変革を強調している。高齢者は多かれ少なかれ何らかの病気や異常があるもので，「無病息災」だけを健康だと考えれば，多くの高齢者は病人になりかねない。そこで「無病息災」だけを健康だと考えず，「一病息災」も健康だと考えようということである。

　　糖尿病の例でいえば，糖尿病と診断されたからといって，すぐにそれで病死することはない。糖尿病で怖いのは合併症であり，日頃から疾病管理や生活管理をうまく行っていれば，病状の悪化や合併症の併発は予防でき，日常生活を普通に過ごせる。まさに病気と共生する健康という考え方ができる。

　　なお，病気になってしまえば，その病気とうまくつき合う必要があるが，病気にならない努力はさらに重要であることはいうまでもない。

（2）「日本国憲法」の考え方

　　日本国憲法第 25 条には，「すべて国民は，健康で文化的な最低限度の生活を営む権

利を有する。国は，すべての生活部面について，社会福祉，社会保障及び公衆衛生の向上及び増進に努めなければならない」と記されている。つまり，健康で生活を営むことは権利であるとしており，WHOと同様な考え方がみられる。

（3）「健康増進法」の考え方

健康増進法第2条には，「国民は，健康な生活習慣の重要性に対する関心と理解を深め，生涯にわたって，自らの健康状態を自覚するとともに，健康の増進に努めなければならない」と記されている。健康を保持・増進するための国民の努力が求められ，「自分の健康は自分で守る」という義務が強調されている。

一方また，健康増進法では国，地方自治体，関連団体，企業などの連携・協力による国民の健康増進および生活習慣病予防の推進も強調されている。

2. 健康の成立条件

2.1 主体・病因・環境の3条件

（1）3条件のバランスの良い状態

健康の成立条件および発病の条件には，① 主体条件，② 病因条件，③ 環境条件の3つの条件が考えられる（図1-1）。これらの3条件のバランスを保つこと（平衡）が健康を保持・増進することになる。

（2）3条件のバランスの崩れ

3条件のバランス（平衡）が崩れたときに病気となる。しかも，そのバランスの崩れ方には，以下の場合が考えられる。

① 病因条件が重くなる：かぜ（感冒）とインフルエンザでは，インフルエンザに

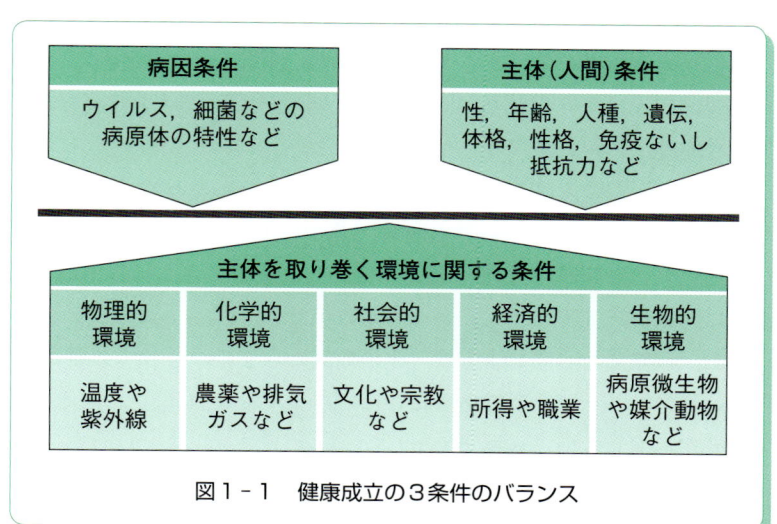

図1-1　健康成立の3条件のバランス

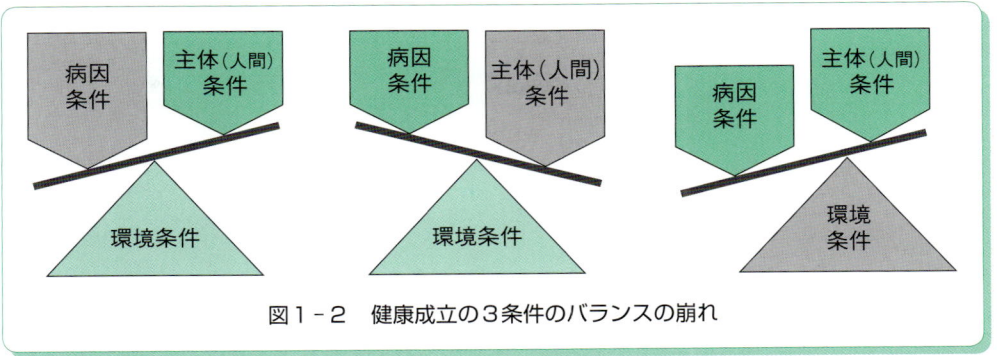

図1-2 健康成立の3条件のバランスの崩れ

かかったほうが重症化する場合などである（図1-2左図）。

② 主体が重くなる：病気の予防接種をした場合としない場合では，しないほうがその病気にかかりやすい場合などである（図1-2中央図）。

③ 環境条件が主体側に不利になる：夫（父）が喫煙者であれば，受動喫煙（p. 63参照）による妻や子どもへの健康影響がある。また，フロンガスによってオゾン層が破壊され，紫外線が地上に大量に降り注ぐことで皮膚がんが発生しやすい場合などである（図1-2右図）。

（3）疾病予防対策

主体・病因・環境の3条件のうち，いずれかの条件に優先的に対策をとることで，効果的な疾病予防が可能となる。例えば，予防接種が開発されている疾病では，予防接種をして主体条件を良好にする。また，感染症の場合は，殺菌・消毒など病因条件に対する対策が優先される。

しかし，結核やエイズなどは感染したからといって，ただちに発病するものではない。主体側の免疫力の低下によって発病が促進される。この場合は，結核菌やエイズウイルス（HIV）に対する薬物療法など（病因対策）とともに，主体側の免疫力や栄養状態などの向上（主体対策）も同時に強化することがたいせつである。

2.2 生物医学モデルと生物心理社会モデル

健康の成立条件および疾病の発生モデルとして，これまで生物医学モデルが活用されてきた。しかし最近，同モデルに心理的・社会的な側面を加えた生物心理社会モデルが重視されてきた（図1-3）。

（1）生物医学モデル（医学モデル）

同モデルでは悪い生活習慣（危険因子）が生活習慣病の原因であり，生活習慣病によって不健康および要介護になると考える。そして，その予防・対策には，危険因子

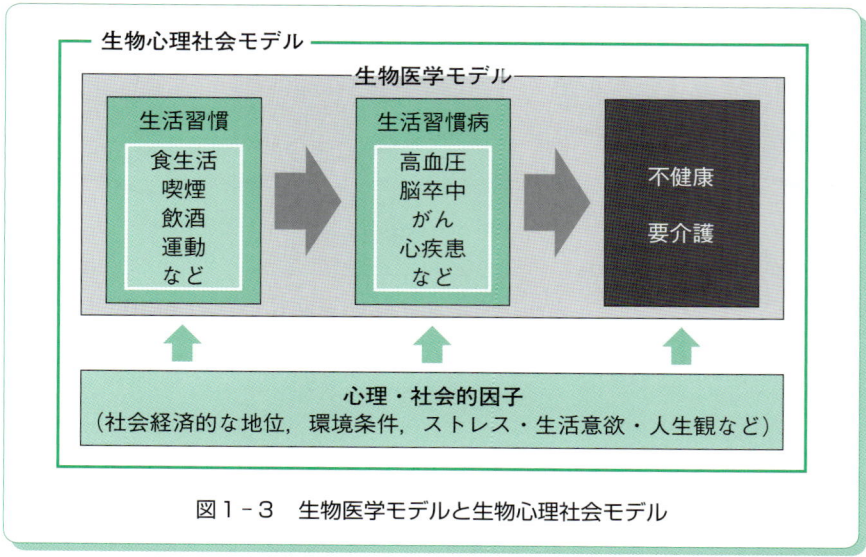

図1-3　生物医学モデルと生物心理社会モデル

を改善・制限・除去することが重視される。例えば、要介護の原因疾患としては脳血管疾患が問題視される。脳血管疾患の危険因子は高血圧であるとし、減塩指導や禁煙などの対策がとられる。しかし、同モデルでは疾病や要介護を生活習慣で説明し、心理・社会的因子を軽視しがちである。

（2）生物心理社会モデル

　人間は生物的な存在であるだけではなく、社会的存在、心理を持つ存在である。健康および疾病をとらえるには、人間の生物的側面、社会的側面、心理的側面を総合した考え方が必要である。

　生物心理社会モデルでは、心理・社会的因子を生活習慣、生活習慣病、不健康および要介護への影響因子として位置づける。例えば、社会経済的な地位が低いと、食生活は悪くなり、重篤な状態に至って病気に気づき、要介護にもなりやすいということになる。したがって、疾病の予防および対策という場合、悪い生活習慣の改善のみに注目するのではなく、生活習慣、生活習慣病、不健康および要介護のいずれに対してもその影響因子と心理・社会的因子をも重視すべきということになる。

3. 健康の判定：健康指標

3.1　個人の健康判定（健康指標）

　個人の健康の指標としては、次のような項目が考えられる。

　① 快食・快眠・快便であり、健康だと思っているか……「実感としての健康」（主観的健康感）（p.1参照）が良好かということ。

　② 自覚症状や持病があるか、通院しているか……健診データが正常か異常かとい

うこと。
　③　発育発達や老化はどうか，体力や運動能力はどうか……発育が正常か，老化が遅く若々しいか，体力などが年齢相応かということ。
　④　QOL（生活の質）が高いか……生きがいや社会的役割があり生活に満足し，自己実現が図られているかということ。

　なお，個人の健康を客観的に数量化することは困難である。健診データや体力などは客観的な測定値で判定することができる。しかし，この場合の基準値は医学の進歩や時代・地域によって違うものである。数値としての測定値で判定できるといっても相対的な評価しかできない。むしろ，個人の健康は実感としての健康およびQOLを重視した健康というとらえ方が重要だといえる。

3.2　集団の健康判定（健康指標）

　集団といっても国のような大きな集団から都道府県・市町村，さらには特定の集団などいろいろある。集団の健康指標という場合，その集団の大きさによって健康指標は異なり，集団をどの大きさで考えるかが重要である。

（1）WHOの健康指標

　WHOではどの国でも比較的容易に資料が得られる指標として，1950（昭和25）年に次の4つの健康指標を発表している。算出方法は**表1-2**に示す。

1）（粗）死亡率

　単純に死亡数を人口で割った値であり，人口当たり（千対）で算出される。

　なお，死亡率は高齢化率の高い集団では高い値となりやすい。したがって，高齢化率の違う集団間における死亡率を比較する場合は，死亡率での比較では問題となる。そこで，高齢化率の影響を受けない年齢調整死亡率（p.8参照）が考えられている。死亡率は年齢調整死亡率と対比する場合は粗死亡率という。

2）乳児死亡率

　生後1年未満の乳児の死亡率で，出生当たり（千対）で算出される。

3）平均寿命

　0歳平均余命ともいわれ，0歳児があと何年生きられるかということである。すべ

表1-2　WHOによる健康指標の算出方法

$$死亡率（粗死亡率）= \frac{死亡数}{人口} \times 1,000$$

$$乳児死亡率 = \frac{乳児死亡数}{出生数} \times 1,000$$

$$PMI = \frac{50歳以上死亡数}{総死亡数} \times 100$$

ての年齢別死亡率が反映される。国や地域の医療・衛生水準を表す指標として用いられている。社会が近代化してくると乳児死亡率は著しく低下するので，平均寿命は伸びてくる。

なお，平均余命は，ある年齢の者があと何年生きるかということを示す。生命表（コラム②，p. 20 参照）という統計方法により推定される。そして，平均余命は 20 歳平均余命，40 歳平均余命，65 歳平均余命というように，各年齢に対応して計算される。例えば，某年の 20 歳の平均余命という場合は，その年の 20 歳の者が 20 歳以上の年齢別死亡率で死亡する（その死亡率が今後変化しない）と仮定したとき，あと何年生きられるかということになる。なお，平均余命は平均生存年数ということではない。平均寿命および平均余命の求め方は図 1 - 4（コラム①）に示す。

しかし，近年では健康でかつ長生きする状態が最も望ましいとして，平均寿命から疾病や障害の期間を差し引いた健康寿命という概念が導入された。健康寿命は，後述の「健康日本 21」において「痴呆（認知症）や寝たきりにならない状態で生活できる期間」と定義され，その延伸が「健康日本 21」のねらいのひとつとされた。

4）PMI

Proportional Mortality Indicator の略であり，総死亡に占める 50 歳以上の死亡割合である。

開発途上国では死亡に関する詳細なデータが入手困難な場合があるが，死亡者数および死亡年齢についてはほぼ把握できるであろう。そこで，WHO は開発途上国でもその衛生状態をみる指標として PMI を開発したのである。なお，PMR（Proportional Mortality Ratio）と呼ぶこともある。

（2）死亡統計による他の健康指標

WHO が提唱する 4 つの健康指標のほかにも，集団の健康指標にはいろいろある。

死亡率は，さらに年齢（年齢階級）別死亡率，死因別死亡率などが計算される。また，乳児死亡率のように，死亡対象の違いによって，新生児死亡率・早期新生児死亡率，周産期死亡率，妊産婦死亡率などが算出される（表 1 - 3）。

年齢調整死亡率は，高齢化率の影響を受けない死亡率である。特に期待死亡数を〔死亡率×人口〕で求めることが重要である。年齢階級別死亡率は観察集団（年齢調整死亡率を求める集団）のものを用いる。人口は基準人口の年齢階級別人口を使うことで，高齢化率および人口構成が同じだという前提で期待死亡数が算出できることになる。

標準化死亡比；SMR（Standardized Mortality Ratio）は，人口が小さい集団の場合に算出する。小集団の場合は死亡者がいない年齢階級があり，年齢階級別死亡率が求められず，年齢調整死亡率が算出できないことがある。そこで，人口が小さい集団が観察集団となる場合には，標準化死亡比を算出する。標準化死亡比の場合も，期待死亡数を〔死亡率×人口〕で求めることが重要であるが，年齢階級別死亡率は観察集

コラム① 平均寿命および平均余命の求め方[1]

平均寿命および平均余命は，生命表および生存曲線を作成することで得られる（図1-4参照）。生命表では0歳人口が10万人（赤ちゃんが10万人生まれた）と仮定し，1歳では0～1歳未満での死亡率分を減じた生存数を棒グラフで示し，0～1歳未満での死亡者は半年分の生存として，三角形で見なし棒グラフ上に添える。2歳では1歳での生存数から1～2歳未満での死亡率分を減ずる。このようにして，年齢に伴って生存数の減少を示した図を**生存曲線**（同図①）という。

生存曲線の下の面積部分は，人数とひとりひとりの生存年数の積を意味し，延生存年数であり，「人年法」で表示される。面積の算出は，「縦×横」であり，延生存年数は同様な考え方で「人×年」で示すのである。

同図のX歳以降の扇形に近い部分の面積が，X歳の人たち（L_x人）の延生存年数（T_x人年）となる（同図②）。ここで，この面積部分に等しい長方形を考える（同図③）。この長方形の縦の長さがX歳の人数となり，横の長さがX歳の人たちが平均してあと何年生きるかということを意味する平均余命である（0歳以上のすべての延生存年数に等しい長方形を考えたときの横の長さが平均寿命となる）。

平均余命は年齢ごとに示すことができ，ある年齢の人が私たちはあと何年生きられるかしらという場合，「平均寿命－自分たちの年齢」の数値を考えるのではなく，ずばり，自分たちの年齢の平均余命そのものをみればよいのである（わが国の各年齢の平均余命は，厚生労働省によって毎年発表される）。

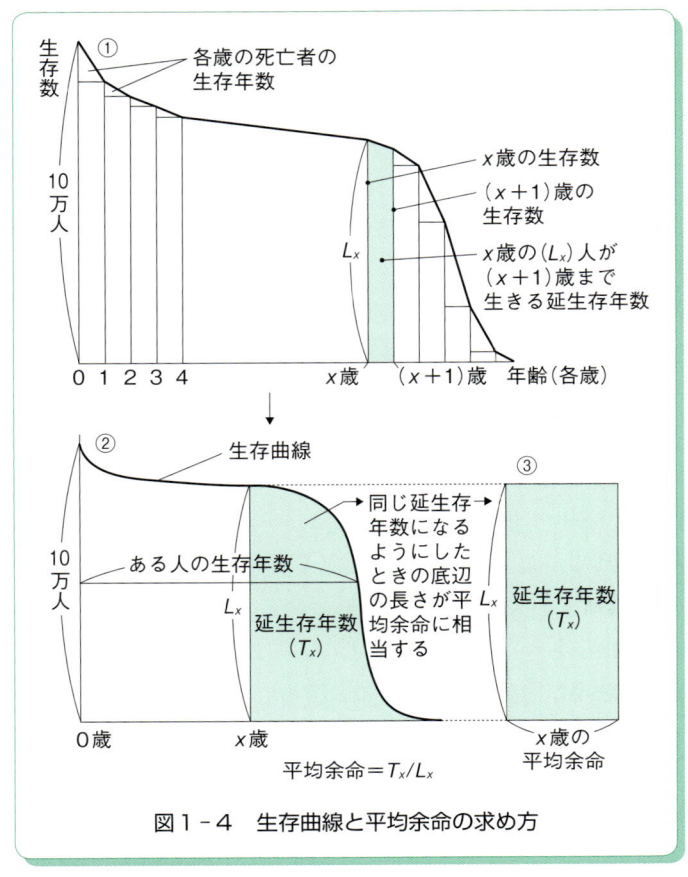

図1-4 生存曲線と平均余命の求め方

第1章　健康の概念

表1-3　さまざまな死亡率の算出方法

$$\text{年齢（年齢階級）別死亡率} = \frac{\text{ある年齢（年齢階級）の死亡数}}{\text{同年齢（年齢階級）の人口}} \times 1,000 \text{（または100,000）}$$

$$\text{死因別死亡率} = \frac{\text{ある死因による死亡数}}{\text{人口}} \times 100,000$$

$$\text{新生児死亡率・早期新生児死亡率} = \frac{\text{新生児・早期新生児の死亡数}}{\text{出生数}} \times 1,000$$

＊新生児死亡：生後4週未満の死亡。　　＊早期新生児死亡：生後1週未満の死亡。

$$\text{周産期死亡率} = \frac{\text{妊娠満22週以後の死産数} + \text{早期新生児死亡数}}{\text{出生数} + \text{妊娠満22週以後の死産数}} \times 1,000$$

$$\text{妊産婦死亡率} = \frac{\text{妊産婦死亡数}}{\text{出生数} + \text{死産数}} \times 100,000$$

＊妊産婦とは妊娠中および妊娠終了後満42日未満（1978年以前は満90日未満）の女性をいう。妊産婦死亡率は国際比較においては分母を出生数のみとする。それは、国によっては死産数の把握が困難な場合があるからである。

$$\text{年齢調整死亡率} = \frac{\text{観察集団の年齢階級別期待死亡数の総和}}{\text{基準集団の総人口}} \times 1,000 \text{（または100,000）}$$

＊観察集団の年齢階級別期待死亡数の総和 ＝〔観察集団の年齢階級別死亡率×基準集団のその年齢階級別人口〕の総和

$$\text{SMR（標準化死亡比）} = \frac{\text{実際の死亡数}}{\text{期待死亡数}} \times 100$$

＊期待死亡数＝〔基準集団の各年齢階級別死亡率〕×〔観察集団のその年齢階級別人口〕の総和

団では求められないので、基準集団の死亡率を用いる。観察集団は年齢階級別人口のみを用意すればよい。

　標準化死亡比は、基準集団の年齢階級別死亡率を使って期待死亡数を算出し100を乗じるので、基準集団の死亡率を100とした「比」という意味をもつ（％と同じ意味となる）。

（3）傷病統計による健康指標

　患者調査（厚生労働省）では、受療率が示される。受療率は外来受療率、入院受療率で発表される。全国で平日1日に何人が外来受診したかが外来受療率（人口10万対）、同様に何人が入院したかが入院受療率（人口10万対）である（表1-4）。患者調査では抽出された医療施設の側から平日1日に受診した患者を調査し、全国の患者数は医療施設の抽出率を用いて推計する。

　国民生活基礎調査（厚生労働省）では、通院者率と有訴者率とが示される（表1-4）。患者調査とは異なり、全国から抽出された世帯に対してその世帯員について調査をする。そして、ほぼ1か月間の通院（通所）状況が把握される。

表1-4　傷病統計の算出方法

$$受療率 = \frac{調査日に医療施設で受療した推計患者数}{人口} \times 100,000 \quad （患者調査）$$

＊調査日とは，平日の3日間のうち医療施設ごとに指定した1日間，つまり平日のある一日．

$$通院者率 = \frac{通院者数}{世帯員数} \times 1,000 \quad （国民生活基礎調査）$$

＊通院者とは，世帯員（入院者を除く）のうち，病院，診療所，歯科施設，はり・きゅう等の施設に通っている者をいう．
＊調査日に通院していなくても，ここ1月くらい通院（通所）治療している場合を含む．

$$有訴者率 = \frac{有訴者数}{世帯員数} \times 1,000 \quad （国民生活基礎調査）$$

＊有訴者とは，世帯員（入院者を除く）のうち，病気やけが等で自覚症状のある者をいう．

4. プライマリヘルスケア・ヘルスプロモーション

4.1 プライマリヘルスケア

　旧ソ連のアルマ・アタ（Alma-Ata）において，1978（昭和53）年，WHOの国際会議でアルマ・アタ宣言が発表され，プライマリヘルスケアの考え方が示された．アルマ・アタ宣言は，先進国と開発途上国の間に存在する国民の健康状態の格差に対して2000年までにすべての人びとに健康を（Health for all）というスローガンを掲げ，特に開発途上国における重要な方策として提唱された．

（1）プライマリヘルスケアの定義

　プライマリヘルスケアとは基本的なヘルスケアであり，定義の要点は，以下の4点になる．

① 地域社会または国が，自助と自決の精神に則り，
② その開発の程度に応じて費用のまかなえる範囲内で，
③ 科学的に適正でかつ社会的に受け入れられる手法と技術に基づいて，
④ 地域社会の個人または家族の十分な参加のもとに行う．

（2）プライマリヘルスケアの内容

　プライマリヘルスケアの内容としては，以下の8つの項目が提示されている．

① 当面の保健問題とその予防・対策に関する教育
② 食料の供給と適正な栄養摂取の推進
③ 安全な水の十分な供給と基本的な環境衛生
④ 家族計画を含む母子保健サービス

⑤ 主要な伝染病に対する予防接種
⑥ 地方流行病の予防と対策
⑦ 一般の疾病障害の適切な措置
⑧ 必須医薬品の準備

4.2 ヘルスプロモーション

カナダのオタワにおいて，1986（昭和61）年，WHOの国際会議が開催され，ヘルスプロモーションに関するオタワ宣言が発表された。

開発途上国の方策としてプライマリヘルスケアが提唱されたが（1978年），先進国においては疾病構造の変化に伴い，生活習慣病などの慢性疾患が大きな問題となってきた。ヘルスプロモーションは，特に先進国におけるこのような問題への対応を主眼とし，改めて「すべての人びとに健康を」というスローガンを達成するための方策として強調された考え方だといえる。

（1）ヘルスプロモーションの定義

ヘルスプロモーションの定義の要点は，以下の3点になる。

① 人びとが自らの健康をコントロールし改善することができるようにするプロセスである。
② 健康は生きる目的ではなく生活の資源である。
　　　　注）生活の資源ということは生きる「手段」ということである。
③ 単に保健部門だけの責任にとどまらず，ライフスタイルやwell-beingにも関する幅広いものである。

（2）ヘルスプロモーションの活動原則

ヘルスプロモーションの基本的な活動原則は，以下の3点である。

① 唱導（advocacy）：政治，経済，文化，環境などに関連するさまざまな要因を望ましい条件に整えていくこと。
② 能力の付与（enabling）：人びとが自らの潜在能力を高めることに役立つこと。
③ 調停（mediation）：保健部門にとどまらず，すべての関係部門を健康確保のための活動に巻き込むという役割を果たすこと。

（3）ヘルスプロモーション活動の方法

ヘルスプロモーション活動の方法は，次の5つの活動の連携によって可能となる。

① 健康的な公共政策づくり　② 健康を支援する環境づくり
③ 地域活動の強化　　　　　④ 個人技術の開発
⑤ ヘルスサービスの方向転換

第1章　まとめ

❶「快食・快眠・快便」などが実感できれば健康である。
　注）実感としての健康は専門用語では主観的健康感という（自覚的健康感，健康自己評価ともいう）。
❷ WHOの健康の考え方には，「社会的健康」「積極的健康」「権利としての健康」という特徴がある。
❸ 国民健康会議（厚生省）では，「病気と共生する健康」「一病息災も健康である」という。
❹ 日本国憲法では，健康で文化的な生活は国民の権利だという。
❺ 健康増進法では，自ら健康状態を自覚し健康増進に努めるべく国民の義務が強調されている。
❻ 健康は，主体・病因・環境のバランスによって決まり，この3条件のバランスが良い状態が健康である。
❼ 生物心理社会モデルでは，生活習慣，生活習慣病，不健康および要介護への影響因子として心理・社会的因子が重視されている。
❽ WHOの集団の健康指標としては，死亡率，乳児死亡率，平均寿命，総死亡に占める50歳以上の死亡割合（PMIまたはPMR）がある。
❾「平均寿命」は0歳の平均余命のことであり，「平均余命」は各年齢に対応して，その年齢の者があと何年生きるかということを示す。平均寿命から疾病や障害の期間を差し引いたのを「健康寿命」という。
❿ 集団の健康指標としては，死亡統計による各種の死亡率（年齢別死亡率，死因別死亡率など）がある。また，傷病統計による健康指標としては，患者調査では受療率が，国民生活基礎調査では有訴者率と通院者率が示されている。
⓫ 高齢化率の影響を受けない死亡率として年齢調整死亡率がある。
⓬ プライマリヘルスケアは「アルマ・アタ宣言」によって，「2000年までにすべての人びとに健康を」というスローガンのもとに発表され，特に開発途上国における重要な方策である。
⓭ ヘルスプロモーションは「オタワ宣言」によって，「すべての人びとに健康を」達成するための特に先進国における生活習慣病対策への方策である。
⓮ ヘルスプロモーションに関するオタワ憲章では，健康は生きる目的ではなく，手段（生活の資源）であるとしている。

文献

1）宮城重二：健康・栄養・生活の統計学〜データのまとめ方・使い方，光生館，2006，pp. 112〜114を参照．

第 2 章 健康の現状

1. 人 口

1.1 高齢化とその要因

(1) 総人口と将来推計人口

2020(令和2)年10月1日現在,わが国の総人口は約1億2,614.6万人(**表2-1**),日本人人口は約1億2,339.9万人である。総人口は,明治初期に約3,500万人で,戦時中の特殊な期間を除き,その後一貫して増加傾向にあったが,2005(平成17)年に初めて減少に転じた。2005～2010年の推移はほぼ横ばいであったが,2011(平成23)年以降は減少している。

わが国の年齢3区分別人口構成割合の推移を**図2-1**に示した。1950(昭和25)年と2010(平成22)年について比較してみると,生産年齢人口(15～64歳)割合はわ

表2-1　わが国の人口の推移

	総人口[1] (千人)	人口増減率[2] (％)	人口性比 (女100対男性)
1950 (昭25)	83,200	1.75	96.3
55 (〃 30)	89,276	1.17	96.6
60 (〃 35)	93,419	0.84	96.5
65 (〃 40)	98,275	1.13	96.4
70 (〃 45)	103,720	1.15	96.4
75 (〃 50)	111,940	1.24	96.9
80 (〃 55)	117,060	0.78	96.9
85 (〃 60)	121,049	0.62	96.7
90 (平 2)	123,611	0.33	96.5
95 (〃 7)	125,570	0.24	96.2
2000 (〃 12)	126,926	0.20	95.8
05 (〃 17)	127,768	△0.01	95.3
10 (〃 22)	128,057	0.02	94.8
15 (〃 27)	127,095	△0.11	94.8
20 (令 2)	126,146	△0.15	94.7

資料：総務省統計局「各年国勢調査報告」
注1) 各年10月1日現在人口(昭和45年までは沖縄県を含まない)
　2) 人口増減率は,前年10月から当年9月までの増減数を前年人口で除したもの。2020年は,2015年以降5年間の平均値。
出典：厚生労働統計協会：国民衛生の動向2021/2022, p. 50, 2020年は,令和2年国勢調査人口等基本集計結果.

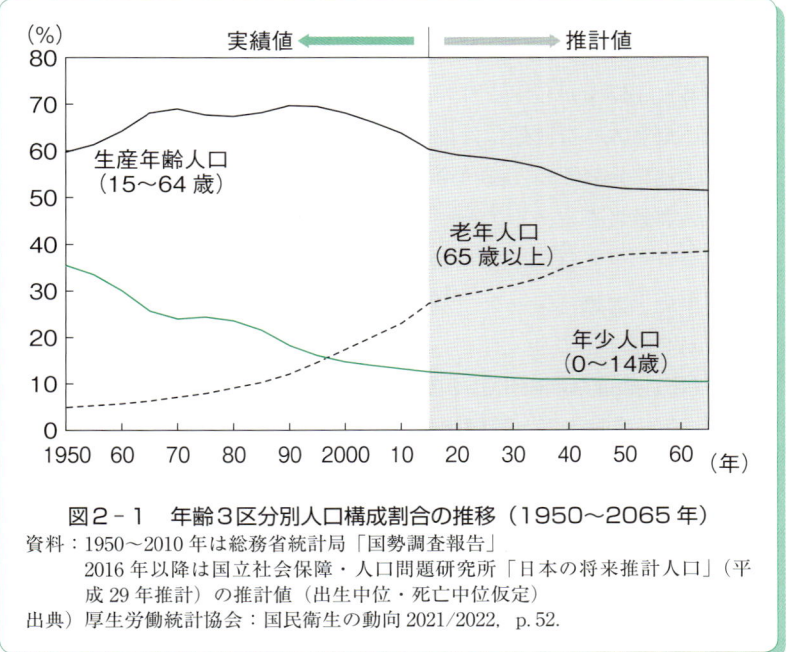

図2-1　年齢3区分別人口構成割合の推移（1950～2065年）
資料：1950～2010年は総務省統計局「国勢調査報告」
　　　2016年以降は国立社会保障・人口問題研究所「日本の将来推計人口」（平成29年推計）の推計値（出生中位・死亡中位仮定）
出典）厚生労働統計協会：国民衛生の動向 2021/2022, p.52.

ずかに上昇した。しかし，1990年代より生産年齢人口割合は低下し続けている。一方，老年人口（65歳以上）割合は5％から23％へ大幅に上昇している。それに対して年少人口（0～14歳）割合は35％から13％へ低下している。これらは現在のわが国の少子化および高齢化の進行という現象を如実に表している。

わが国の総人口は今後，長期にわたって減少し，2065（令和47）年には約8,808万人になると推計されている（表2-2）。人口の年齢構成はしだいに高齢化し，総人

表2-2　将来推計人口＜出生中位（死亡中位）推計＞

2015～'65（平成27～令和47）年

	人口（千人）		年齢3区分割合（％）[1]			指　数（％）[2]		
	総数	うち65歳以上	0～14歳	15～64歳	65歳以上	年少人口	老年人口	従属人口
2015（平27）	127,095	33,868	12.5	60.8	26.6	20.6	43.8	64.5
25（令7）	122,544	36,771	11.5	58.5	30.0	19.6	51.3	70.9
35（〃17）	115,216	37,817	10.8	56.4	32.8	19.2	58.2	77.4
45（〃27）	106,421	39,192	10.7	52.5	36.8	20.4	70.2	90.6
55（〃37）	97,441	37,042	10.4	51.6	38.0	20.1	73.7	93.8
65（〃47）	88,077	33,810	10.2	51.4	38.4	19.8	74.6	94.5

資料：国立社会保障・人口問題研究所「日本の将来推計人口」（平成29年推計）
注1）年齢3区分割合は，年齢不詳をあん分補正した人口を分母として算出している。
　2）・年少人口指数＝$\frac{年少人口}{生産年齢人口}\times 100$　・老年人口指数＝$\frac{老年人口}{生産年齢人口}$
　　　・従属人口指数＝$\frac{年少人口＋老年人口}{生産年齢人口}$

出典）厚生労働統計協会：国民衛生の動向 2021/2022, p.52.

口に占める老年人口の割合は，2015（平成 27）年では 26.6％であったものが，2065（令和 47）年には 38.4％へと上昇すること，他方，年少人口の割合を同じ年でみてみると 12.5％から 10.2％へと低下することが予測されている。

最も大きな問題は，生産年齢人口が支える老年人口の割合（老年人口指数）が今後急速に上昇し，2065（令和 47）年には 74.6％と推計され，生産年齢人口 1.3 人で 1 人の高齢者を支えることになる。同様に，生産年齢人口が扶養する年少人口と老年人口を合わせた従属人口指数も 94.5％と予測されている。このような少子高齢化に伴い，年金・医療・福祉などの財政面でさまざまな問題の発生が懸念されている。

（2）急速な高齢化とその要因
1）高齢化率と高齢化速度

総人口に占める老年人口の割合（高齢化率）が 7％を超えた社会を高齢化社会，14％を超えると高齢社会，21％を超えると超高齢社会とされている。わが国は 1970（昭和 45）年に高齢化社会（7.1％）に，1994（平成 6）年に高齢社会（14.1％）に，2007（平成 19）年に超高齢社会（21.5％）になっている。

高齢化率が 7％から 14％になる期間を高齢化速度という。わが国の高齢化速度はわずか 24 年であるが，欧米諸国では約 40 年から 120 年かかっている。わが国の高齢化速度は，欧米諸国よりも約 2 倍から 5 倍も速く，世界のどの国も経験したことのない超高齢社会である。今後さらに，高齢化率の上昇が予測されている（図 2-2）。

2）高齢化の主な要因

高齢化の大きな要因は，①死亡率の低下に伴う平均寿命（p. 7 を参照）の延伸による老年人口の増加と，②少子化の進行による年少人口の減少，の 2 つである。つまり，少産少死ということになる。

1.2　年齢別人口構成
（1）人口ピラミッド

性別年齢別の人口構成を示したのが人口ピラミッドである（図 2-3）。人口は出生後，年齢を重ねていくにしたがって死亡等で減少する。そのため，最も原始的な型はピラミッド型である。しかし，衛生状態の改善，医療の発達，少子化などの影響を受けて型は変化していく。複雑な型になるほど，その国・地域特有の事情が存在している。

（2）わが国の人口ピラミッド

わが国の人口ピラミッドは，第一次および第二次ベビーブーム期の影響を受け，その部分が突出している。また，近年の出生数の減少に伴い，すそ野がしだいに狭まっている（図 2-4）。なお，突出した部分をならすと，つぼ型に近い形である。

1. 人　口

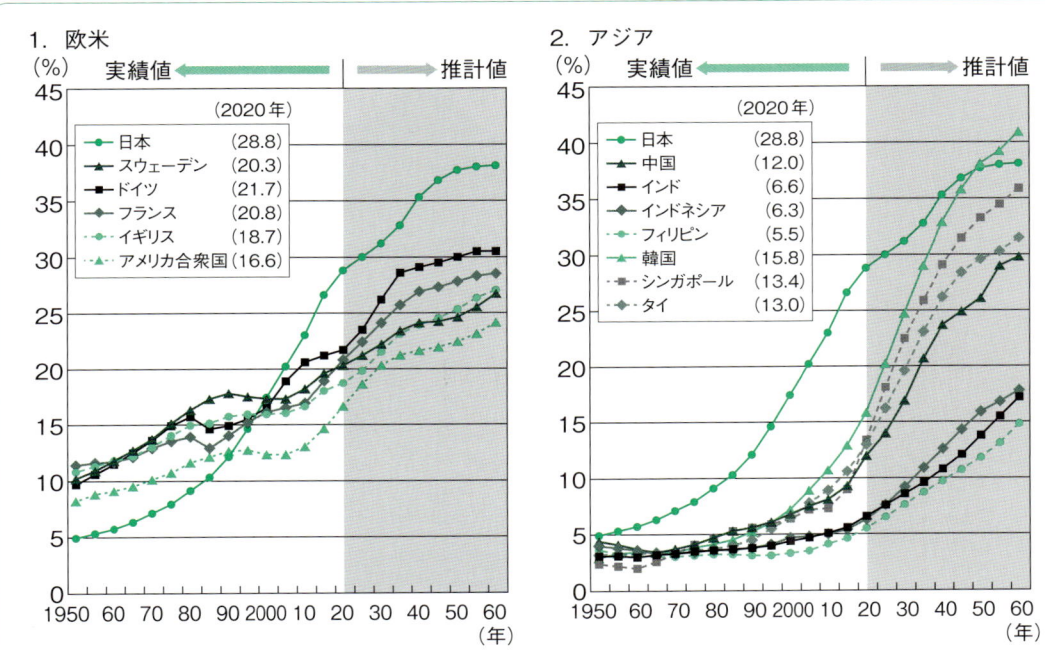

図2-2　世界の高齢化率の推移

資料：UN, World Population Prospects：The 2019 Revision.
ただし日本は、2015年までは総務省「国勢調査」、2020年は総務省「人口推計」（令和2年10月1日現在（平成27年国勢調査を基準とする推計））、2025年以降は国立社会保障・人口問題研究所「日本の将来推計人口」（平成29年推計）の出生中位・死亡中位仮定による推計結果による。
出典）令和3年版 高齢社会白書，p.7.

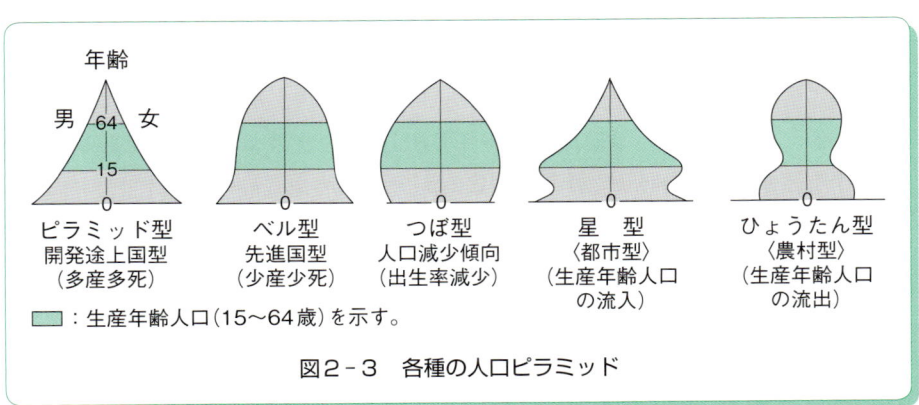

図2-3　各種の人口ピラミッド

第2章　健康の現状

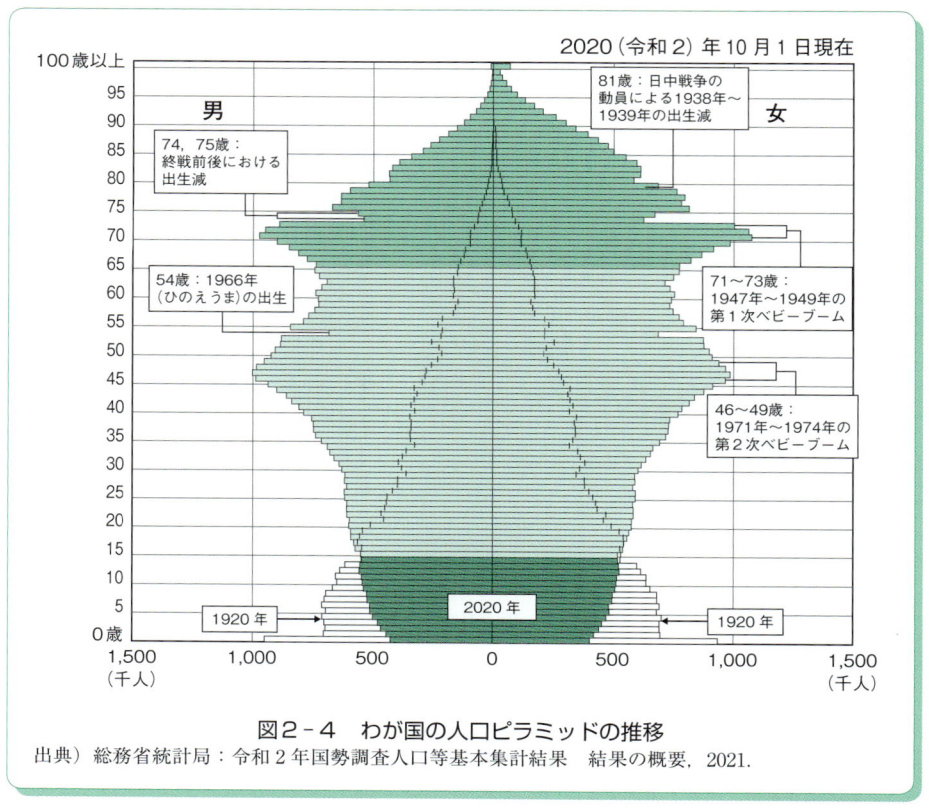

図2-4　わが国の人口ピラミッドの推移
出典）総務省統計局：令和2年国勢調査人口等基本集計結果　結果の概要，2021.

2. 平均余命・平均寿命，健康寿命

2.1　平均余命・平均寿命

（1）日本人の平均余命と平均寿命

　日本人の平均寿命（p.7参照）は，戦前の最後の生命表（昭和10・11年）によると，男性46.92年，女性49.63年であった。その後，男女の平均寿命は大幅に伸び，2020（令和2）年の平均寿命は男性で81.64年，女性で87.74年である。主要年齢の平均余命（p.8参照）の推移を図2-5に示した。

（2）平均寿命の国際比較

　わが国は男女ともに世界有数の長寿国であり，特に女性の平均寿命は世界第1位となっている（表2-3）。また，諸外国の平均寿命の推移と比較してみると（図2-6），わが国の平均寿命の急速な伸びが明らかである。

2.2　健康寿命

　健康寿命という指標（p.8参照）は，人口の高齢化を背景に世界的に普及してきたもので，あるレベル以上の健康状態での期待生存年数を表している。したがって，何

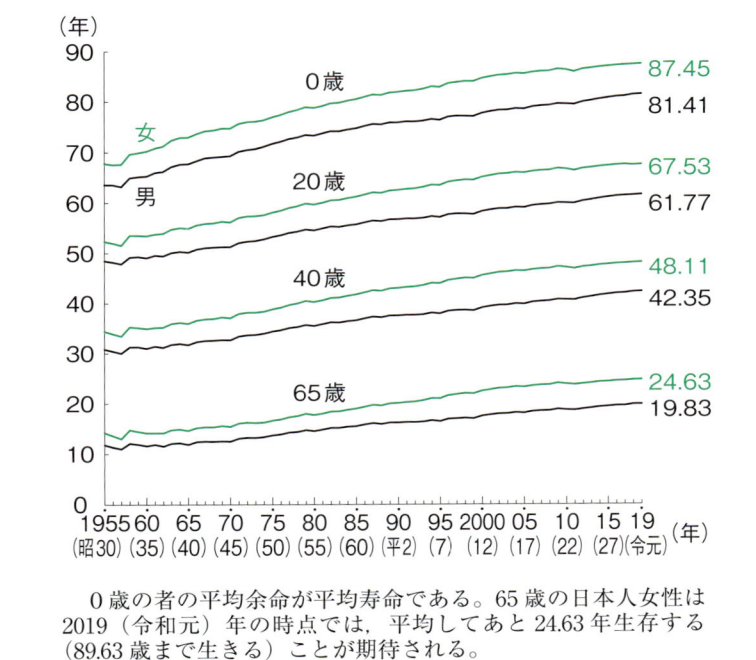

0歳の者の平均余命が平均寿命である。65歳の日本人女性は2019（令和元）年の時点では，平均してあと24.63年生存する（89.63歳まで生きる）ことが期待される。

図2-5　平均余命の推移

資料：厚生労働省「簡易生命表」「完全生命表」
出典）厚生労働統計協会：国民衛生の動向 2021/2022，p. 83.

表2-3　平均寿命の国際比較

	男	女	作成期間		男	女	作成期間
日　　　本	81.41	87.45	2019	ス　イ　ス	81.7	85.4	2018
フランス	79.7	85.6	2019	ド　イ　ツ	78.48	83.27	2016-2018
スウェーデン	81.34	84.73	2019	イギリス	79.25	82.93	2016-2018
アイスランド	81.0	84.1	2018	アメリカ合衆国	76.1	81.1	2017

資料：当該政府からの資料によるもの。
出典）厚生労働統計協会：国民衛生の動向 2021/2022，p. 84.

を健康とするかによって健康寿命の定義が異なることから，その数値も異なってくる。世界保健機関（WHO）は2000（平成12）年より加盟国の健康寿命を算出し公表している。

わが国では，2013（平成25）年度から始まった健康日本21（第2次）において，健康寿命の延伸が中心課題としてあげられた。その中で，健康寿命とは健康上の問題で日常生活が制限されることなく生活できる期間と定義されている。健康寿命は国民生活基礎調査と生命表を基礎情報として算定される。2019（令和元）年の日本人の健康寿命は，男性では72.68年，女性では75.38年である（図2-7）。

第2章　健康の現状

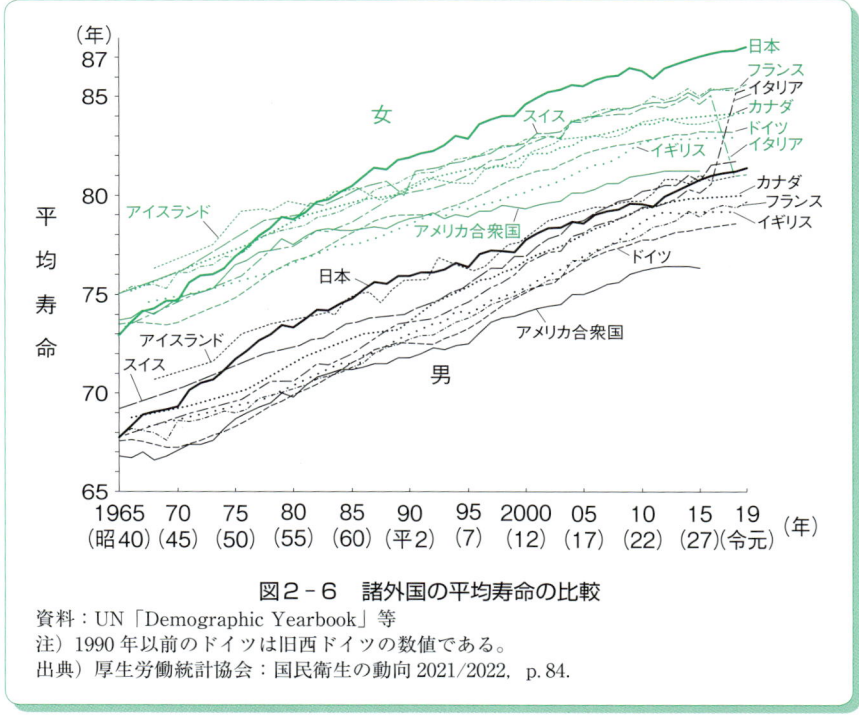

図2-6　諸外国の平均寿命の比較

資料：UN「Demographic Yearbook」等
注）1990年以前のドイツは旧西ドイツの数値である。
出典）厚生労働統計協会：国民衛生の動向 2021/2022, p.84.

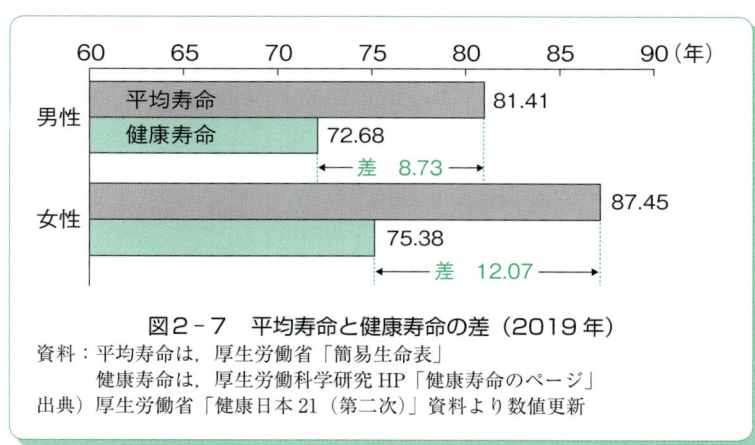

図2-7　平均寿命と健康寿命の差（2019年）

資料：平均寿命は，厚生労働省「簡易生命表」
　　　健康寿命は，厚生労働科学研究HP「健康寿命のページ」
出典）厚生労働省「健康日本21（第二次）」資料より数値更新

コラム②　生命表：完全生命表と簡易生命表

　平均余命は，「生命表」という統計方法により推定される。「生命表」とは，ある期間における死亡状況が今後変化しないと仮定したときに，各年齢の者が1年以内に死亡する確率や，平均して何年生きられるかという期待値などを死亡率や平均余命などの指標によって表したもので，「完全生命表」と「簡易生命表」がある。
　「完全生命表」は，国勢調査（10月1日現在）による日本人人口（確定数）と人口動態統計（確定数）をもとに5年ごとに作成される。「簡易生命表」は，10月1日現在の推計人口による日本人人口と人口動態統計月報年計（概数）をもとに毎年作成される。

3. 出生，婚姻・離婚の状況

3.1 出生の状況と少子化

出生に関する指標としては，主に合計特殊出生率がある。合計特殊出生率は再生産年齢（15～49歳）の女性の年齢別出生率を合計したものである。例えば，ある年の30歳の女性人口が70万人，30歳の母から生まれた子が7万人だとすると「7万人÷70万人＝0.1」となり，この0.1がその年の30歳の出生率であり，これを15～49歳の各年齢で計算し合計したものが合計特殊出生率である。なお，50歳以上の女性が子を産んだ場合には49歳として，14歳以下は15歳分として特別に計算し，分子にのみ加える。この数値は，その年の出産動向が今後も続くと仮定したときに，1人の女性が生涯に産むと推定される子の数を表している。合計特殊出生率が人口置換水準（現在の人口を維持できる合計特殊出生率の目安：近年は2.06～2.07）を下回れば，将来人口は減少するといわれている。

わが国の出生数は，第一次ベビーブーム期には約270万人，第二次ベビーブーム期には約200万人であったが，それ以降は減少傾向にあり，少子化が進行している（図2-8）。合計特殊出生率は，第一次ベビーブーム期には4.3を超えていたが，それ以降は急激に低下した。第二次ベビーブーム期にかけて再び上昇したが，その後は徐々に低下し，2005（平成17）年の合計特殊出生率は過去最低の1.26であった。

近年の合計特殊出生率は，15～29歳では低下傾向にあるが，30～49歳では上昇傾

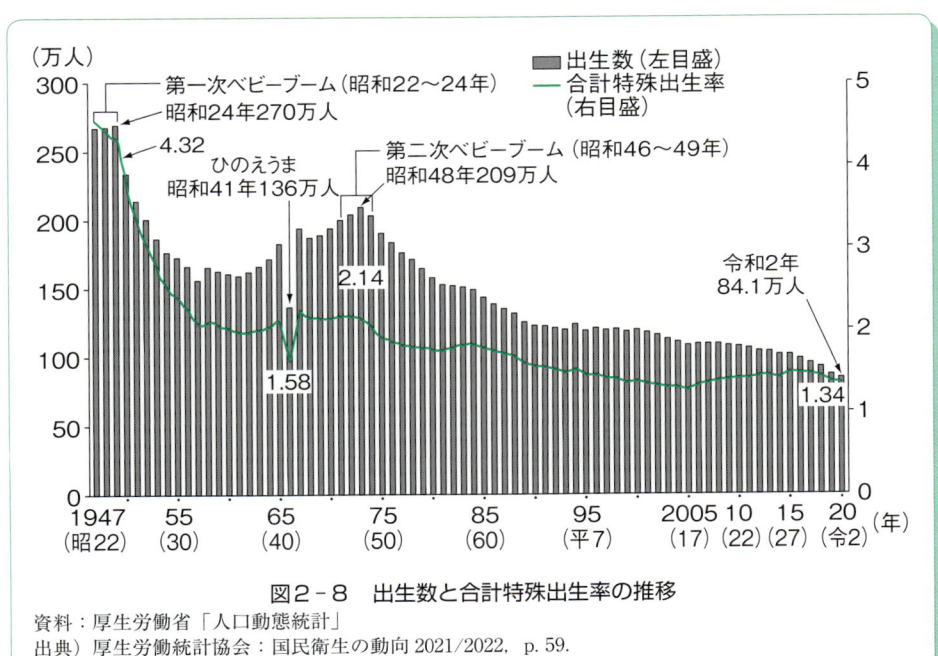

図2-8 出生数と合計特殊出生率の推移

資料：厚生労働省「人口動態統計」
出典）厚生労働統計協会：国民衛生の動向 2021/2022, p.59.

向にある。2020（令和2）年の出生数は約84.1万人で，合計特殊出生率は1.34である。同年における出生率が最も高いのは30～34歳（0.49）であり，続いて25～29歳（0.38）が続く。

3.2　婚姻・離婚の状況
（1）婚姻と少子化の要因
1）婚　　姻

婚姻件数は，第一次ベビーブーム世代が結婚期を迎えた1970（昭和45）年から1974（昭和49）年にかけて年間100万組を超え，その後は1987（昭和62）年まで減少傾向であった（図2-9）。近年は横ばいからやや減少傾向で推移している。婚姻

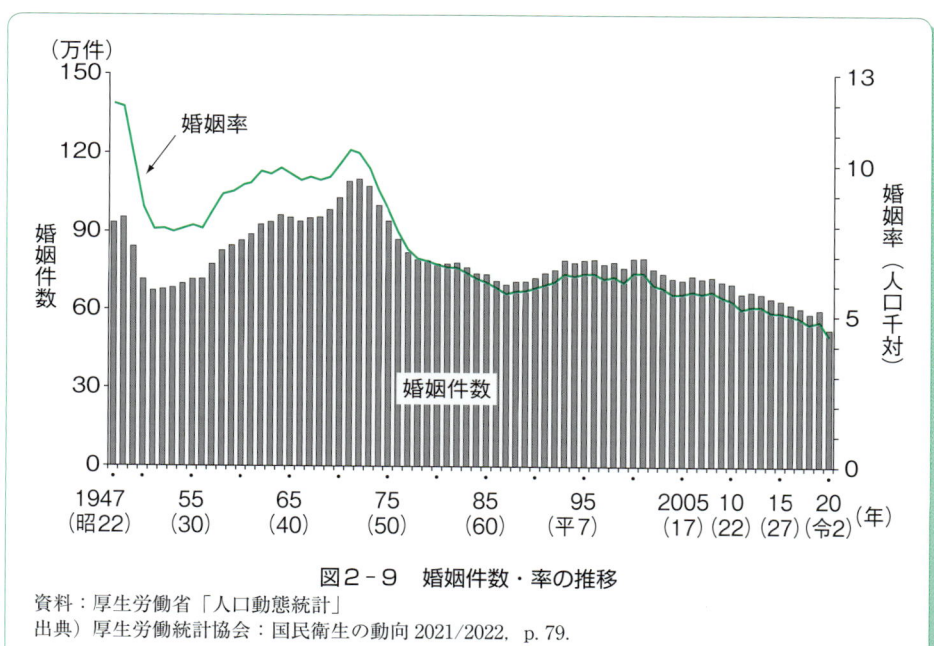

図2-9　婚姻件数・率の推移

資料：厚生労働省「人口動態統計」
出典：厚生労働統計協会：国民衛生の動向 2021/2022，p. 79.

コラム③　人口動態統計と人口静態統計

人口動態統計は，出生・死亡・死産・婚姻・離婚について，その届書等から人口動態調査票が市区町村で作成され，これを集計したものである。調査の期間は調査該当年の1月1日から同年12月31日までに発生したもので，全数調査である。

人口静態統計は，5年ごとの10月1日現在で実施される国勢調査によって得られるものである。人口，性別，年齢，結婚，就業状態，世帯員の構成といった人口および世帯に関するデータを調べる全数調査である。

率の推移も婚姻件数の推移とほぼ同様である。2020（令和2）年の婚姻件数は約52.5万組，婚姻率は4.3である。

2）少子化の主な要因

近年の傾向として，結婚適齢期であっても未婚の人が増え，結婚したとしても婚姻年齢が高い人が多くなっている。また，わが国の場合，諸外国に比べて婚外子が極めて少ないという事情を忘れてはならない。

未婚率は男女ともに1980（昭和55）年頃より徐々に上昇し，2020（令和2）年には男性では25～29歳72.9％，30～34歳47.4％，女性では25～29歳62.4％，30～34歳35.2％となっている。また，生涯未婚率（50歳時の未婚率：50歳で未婚の者は将来的にも結婚する可能性がないと推定）を1980（昭和55）年と2020（令和2）年で比較すると，男性は2.6％から25.7％へ，女性は4.5％から16.4％へと上昇している。これらはわが国の未婚化（非婚化）の進行を表しており，結果的に出生数の減少を招くことになる。

平均初婚年齢についても，夫・妻ともに高くなる傾向にある（表2－4）。また，母親の第1子の出産年齢は，1980（昭和55）年が26.4歳，2019（令和元）年が30.7歳であり，年々高くなっている。これらはわが国の晩婚化および晩産化の進行を表している。高年齢になると出産を控える傾向にあることから，晩婚化が進めば，出生数はますます減少していくことになる。

以上のように，少子化の大きな要因は，①未婚化・非婚化の進行と，②晩婚化・晩産化の進行の2つがあげられる。その背景には，雇用情勢・雇用形態に起因した経済的な問題，結婚・出産に対する価値観の多様化，子育てに対する負担感の増大など多くの問題があり，これらを解決しなければ，少子化のさらなる進行を止めることはできないだろう。

（2）離　　婚

離婚件数は1965（昭和40）年頃より上昇傾向にあったが，近年では低下傾向にあ

表2－4　平均初婚年齢の推移

	夫	妻
1950（昭25）	25.9歳	23.0歳
60（〃35）	27.2	24.4
70（〃45）	26.9	24.2
80（〃55）	27.8	25.2
90（平2）	28.4	25.9
2000（〃12）	28.8	27.0
10（〃22）	30.5	28.8
15（〃27）	31.1	29.4
20（令2）	31.0	29.4

資料：厚生労働省「人口動態統計」
出典）厚生労働統計協会：国民衛生の動向 2021/2022，p.80.

第2章 健康の現状

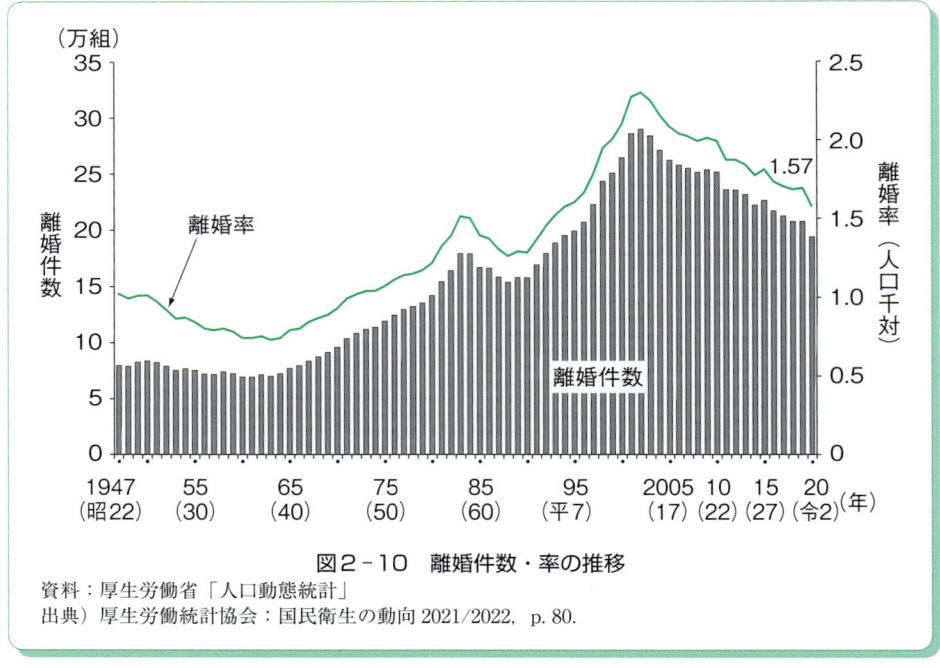

図2-10 離婚件数・率の推移
資料：厚生労働省「人口動態統計」
出典）厚生労働統計協会：国民衛生の動向 2021/2022, p.80.

る（図2-10）。離婚率も離婚件数とほぼ同様に推移している。なお，2020（令和2）年の婚姻率に対する離婚率1.57の率比からみて，婚姻している者の3分の1弱が離婚していることになる（ただし，2020年に結婚した者が3人に1人離婚するという意味ではない）。

4. 死亡の状況

4.1 死亡率の動向

（1）粗死亡率・年齢調整死亡率の年次推移

国や地域の健康指標として死亡に関する指標は，平均寿命などとともにその国や地域の衛生状態や医療の状況を反映する重要な指標である。表2-5は，日本における過去60年間の粗死亡率と年齢調整死亡率の推移を示したものである。

わが国の死亡率（粗死亡率）（p.7参照）は，昭和に入って大幅に低下し，1950（昭和25）年に10.9となり，その後も低下し続け，1979（昭和54）年に6.0と最低になった（1982年にも6.0を記録した）。しかし，それ以降は増加傾向にある。それは高齢化の影響によるものである。

年齢調整死亡率（p.8, 10参照）は年齢構成が異なる集団間の比較や時系列での比較で有用な指標である。年齢調整死亡率は基準人口を用いて算出する。つまり，比較する年または集団において人口構成が基準人口と同じだと仮定して死亡率を求めるのであり，人口構成または高齢化率の違いの影響を受けない死亡率である。

表2-5 粗死亡率・年齢調整死亡率（人口千対）の推移

	粗死亡率[1]			年齢調整死亡率[2]	
	総数	男	女	男	女
1950（昭25）	10.9	11.4	10.3	18.6	14.6
60（〃35）	7.6	8.2	6.9	14.8	10.4
70（〃45）	6.9	7.7	6.2	12.3	8.2
80（〃55）	6.2	6.8	5.6	9.2	5.8
90（平2）	6.7	7.4	6.0	7.5	4.2
2000（〃12）	7.7	8.6	6.8	6.3	3.2
05（〃17）	8.6	9.5	7.7	5.9	3.0
10（〃22）	9.5	10.3	8.7	5.4	2.7
15（〃27）	10.3	10.9	9.7	4.9	2.5
20（令2）*	11.1	11.8	10.5	…	…

資料：厚生労働省「人口動態統計」（＊は概数である）
注1）年齢調整死亡率と併記したので粗死亡率と表したが，単に死亡率といっているものである。
　2）年齢調整死亡率の基準人口は「昭和60年モデル人口」であり，年齢5歳階級別死亡率により算出した。
出典）厚生労働統計協会：国民衛生の動向 2021/2022，p.64.

　わが国の年齢調整死亡率は男女とも着実に低下している。このことから，前記した粗死亡率の最近の増加は高齢化による見せかけの増加だといえる。

（2）年齢別死亡率の年次推移

　年齢別に死亡率をみると，まず，新生児・乳児では高い。それは，身体機能の未熟さや出生前後における環境の急変などがかかわっている。幼児期，青少年期から壮年期にかけては低いが，40歳以降は年齢とともに高くなる。
　年齢階級別死亡率（p.8，10参照）の年次推移をみると（図2-11），1935（昭和10）年には20歳代がやや高いが，それは結核によるものである。その後はその山も消失し，全年齢階級において年次を追って低下している。2016（平成28）年の死亡率をみると，75～79歳から高くなり始め，80歳以上になって急速に上昇をみる。つまり，今や，75歳過ぎ特に80歳過ぎになって死亡する者が多いといえる。

4.2　死因別死亡率の動向

　死亡統計の中でも死因別の死亡率の動向は，その国や地域の健康課題を把握できる，保健行政には重要な資料である。わが国では死亡診断書がその基礎データである。分類は，WHOの「疾病及び関連保健問題の国際統計分類第10回改訂版（International Statistical Classification of Diseases and Related Health Problems, Tenth Revision：以下ICD-10と示す）」により定められた方法に沿って行われている。

第2章　健康の現状

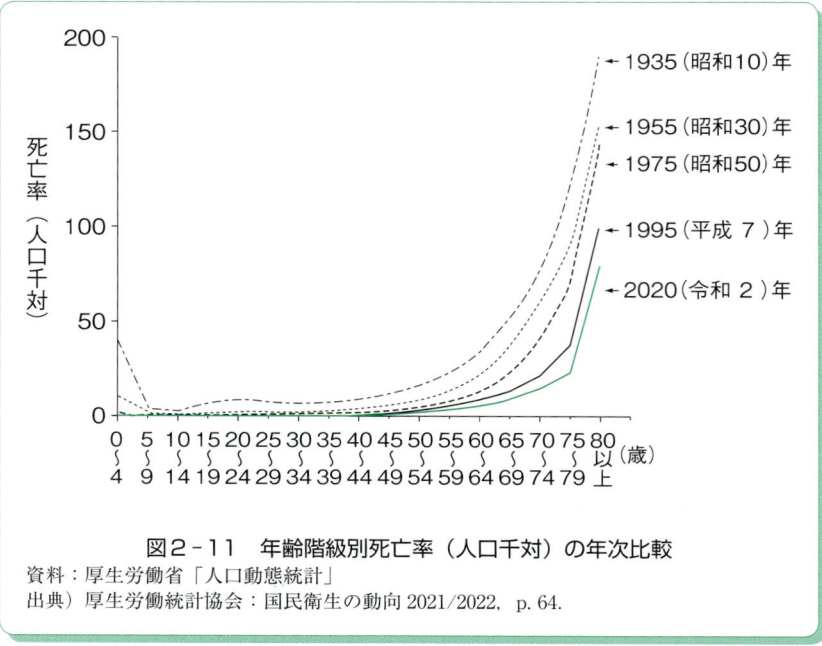

図2-11　年齢階級別死亡率（人口千対）の年次比較
資料：厚生労働省「人口動態統計」
出典）厚生労働統計協会：国民衛生の動向 2021/2022, p. 64.

（1）主要死因別の死亡の状況

わが国の主要死因別の年齢調整死亡率の推移を図2-12に示した。昭和20年代後半には結核による死亡が急激に減少し，主な死因は感染症から脳血管疾患，悪性新生物〈腫瘍〉，心疾患などの生活習慣病へと変化していった経過が読みとれる。結核に代わって死因の第1位になったのは脳血管疾患であるが，1970（昭和45）年をピークに激減する。1981（昭和56）年以降は悪性新生物〈腫瘍〉が死因の第1位になる。

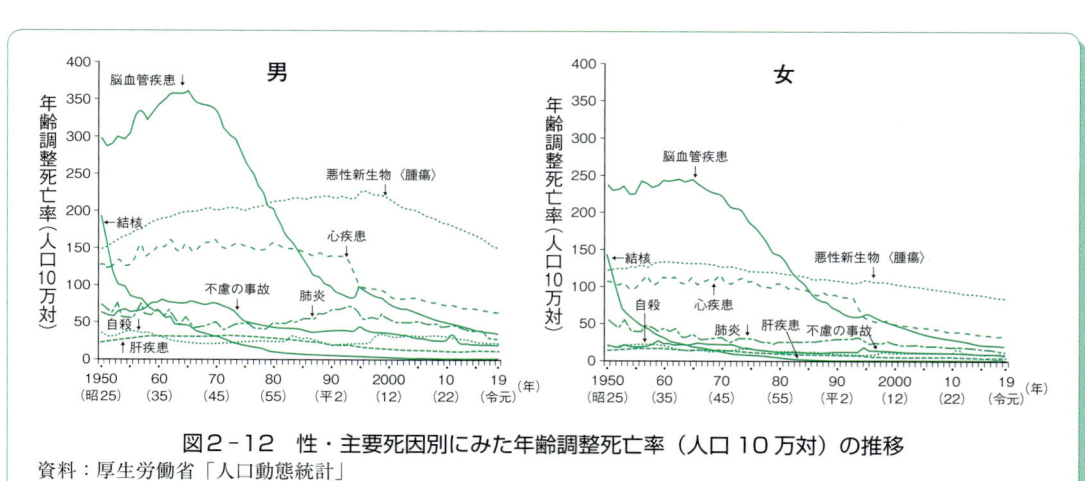

図2-12　性・主要死因別にみた年齢調整死亡率（人口10万対）の推移
資料：厚生労働省「人口動態統計」
注）年齢調整死亡率の基準人口は「昭和60年モデル人口」である。また，平成6年までは旧分類によるものである。
出典）厚生労働統計協会：国民衛生の動向 2021/2022, p. 65.

1985（昭和60）年以降2010（平成22）年までの死因順位は悪性新生物〈腫瘍〉が第1位，心疾患が第2位，脳血管疾患は第3位となる。2011（平成23）年以降は，高齢化の影響により肺炎が脳血管疾患を上回り死因の第3位となり，さらにその後老衰が増加し，第3～5位は変動したが，2019～2020（令和元～2）年は老衰3位，脳血管疾患4位，肺炎5位となっている（2011年は，東日本大震災の影響で不慮の事故が第5位）。2020（令和2）年における死亡総数に対する四大死因の割合は悪性新生物〈腫瘍〉27.6％，心疾患15.0％，脳血管疾患7.5％，肺炎5.7％となり，全体の6割弱を占めている。

1）悪性新生物〈腫瘍〉

悪性新生物〈腫瘍〉は1981（昭和56）年以降死因順位の第1位であり，死亡数も死亡率も一貫して増加傾向であるが，総死亡数に対する割合は，2000（平成12）年に3割を超えたが，その後10年ほどは，わずかに減少傾向から横ばいの状態である。部位別にみた悪性新生物〈腫瘍〉の年齢調整死亡率の推移は図2-13のとおりである。

① 胃がん：男女ともに飛躍的な改善をみせたのは胃がんである。塩分制限など食習慣の改善と医療の進歩により早期発見・早期治療が可能となったことが大きく関与していると考えられる。

② 大腸がん：高脂肪低繊維性の食事などの影響で1955（昭和30）年頃より増加した。悪性新生物〈腫瘍〉の総死亡に占める大腸がんの割合は男女ともに増加傾向であり，2020（令和2）年には女性では15.3％（概数）を占め最も多い。しかし，近年では胃がんと同様，食習慣の改善や早期の発見および治療で男女ともに横ばいとなっている。

③ 肺がん：1998（平成10）年頃まで上昇を続けていたが，近年はわずかに減少傾

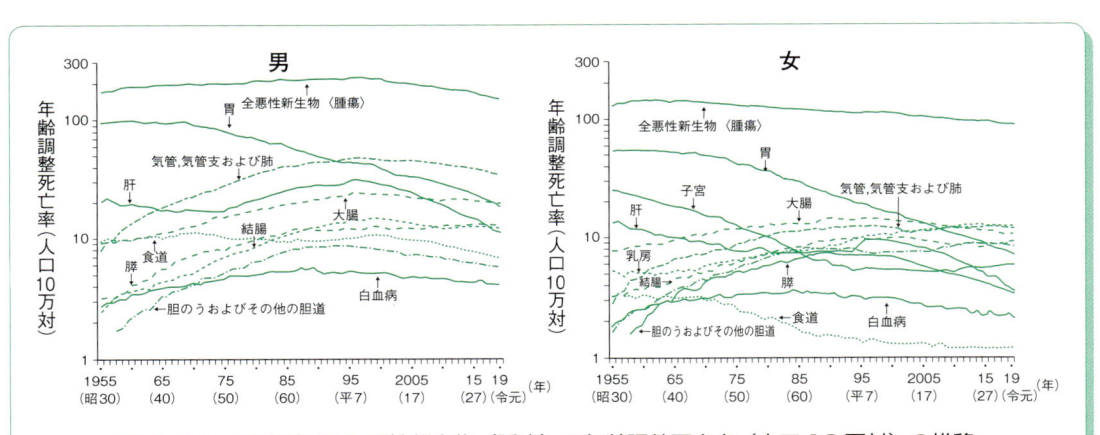

図2-13　部位別にみた悪性新生物〈腫瘍〉の年齢調整死亡率（人口10万対）の推移
資料：厚生労働省「人口動態統計」
注1）大腸は，結腸と直腸S状結腸移行部および直腸を示す。ただし，昭和40年までは直腸肛門部を含む。
　2）結腸は，大腸の再掲である。
　3）肝は，肝および肝内胆管で示す。
　4）年齢調整死亡率の基準人口は「昭和60年モデル人口」である。
出典）厚生労働統計協会：国民衛生の動向 2021/2022, p.67.

向である。しかし，男性では最も多く，女性でも大腸がんに続いて2番目に多い。

④ 女性のがん：乳がんは昭和40年代から上昇している。マンモグラフィや超音波を使った検診に対する公費負担など検診が推奨されている。子宮がんはかつて胃がんに続いて多かったが激減している。最近では横ばいに推移している。

子宮がんの減少は生活面での衛生環境の改善と早期発見および早期治療が要因と考えられる。なお最近，子宮頸がんの原因としてヒトパピローマウイルス（HPV）の存在が注目されている（コラム④，p. 74参照）。

2）心疾患

心疾患には，狭心症や心筋梗塞などの虚血性心疾患，慢性リウマチ性心疾患，心不全が含まれる。心疾患の死亡率（粗死亡率）は増加してきている。しかし，それは虚血性心疾患ではなく心不全の増加によるものである。虚血性心疾患はむしろ横ばいで推移しているといえる（図2-14）。なお，心疾患および虚血性心疾患の一時的な大幅な落ち込みは，1995（平成7）年のICD-10適用と死亡診断書様式の改正によるものである。つまり，疾患の終末期の状態としての「心不全」「呼吸不全」を死因としないということである。なお，心疾患による死亡率は増加しているが，年齢調整死亡率では着実に少しずつ減少している（図2-12参照）。

3）脳血管疾患

脳血管疾患の2020（令和2）年の死因順位は第4位で死亡総数の7.5％を占めている。死亡率は戦後上昇を続け，1970（昭和45）年にはピークに達し，その後低下に転じた。1995（平成7）年のICD-10の適用で一時的な増加が認められるが，傾向としては下降してきている。脳血管疾患の中でも，大部分を占めていた脳内出血は1960（昭和35）年以降激減し，1975（昭和50）年には脳梗塞を下回るようになる（図2-15）。近年は，くも膜下出血とともに横ばい傾向である。一方，脳梗塞による死亡率は戦後から1980（昭和55）年頃まで上昇したが，その後下降傾向に転じた。ICD-10の適用で一時上昇を認めたが，その後は全般に低下傾向で推移している。

なお，脳血管疾患の年齢調整死亡率をみると，男女ともピーク時の5分の1以下のレベルまで激減している（図2-12参照）。それには食生活の改善が大きく影響を及ぼしていると考えられる。

4）肺炎

昭和初期まで高い死亡率であった肺炎は，昭和30年代に入り急激に低下した。しかし，1980（昭和55）年頃からやや上昇傾向にある。2011（平成23）年には，肺炎の死亡順位が脳血管疾患に代わり第3位となった。年齢階級別死亡率の年次比較（図2-16）をみると，1935（昭和10）年頃は肺炎が50歳以降のいずれの年齢階級でも命を脅かす疾患であったこと，5歳未満の乳幼児では高い死亡率で主要な死因であった。近年では80歳以上の高齢者の主な死因として「誤嚥性肺炎」が大きな割合を占めるようになっていたが，2017（平成29）年より「誤嚥性肺炎」をそれ以外の肺炎と区別して記載することになったため，統計上の順位は下がっている。

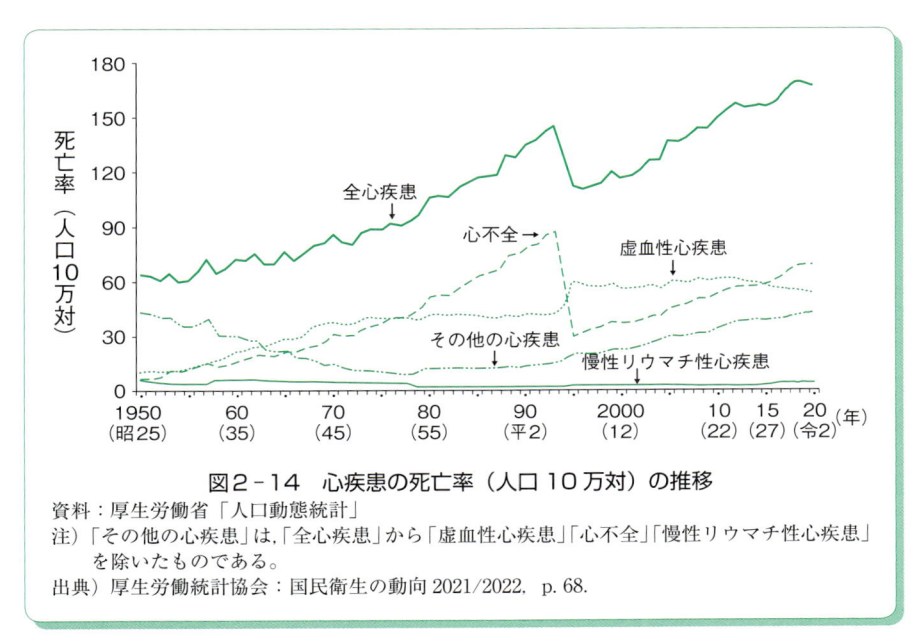

図2-14　心疾患の死亡率（人口10万対）の推移

資料：厚生労働省「人口動態統計」
注）「その他の心疾患」は，「全心疾患」から「虚血性心疾患」「心不全」「慢性リウマチ性心疾患」
　　を除いたものである。
出典）厚生労働統計協会：国民衛生の動向 2021/2022，p.68．

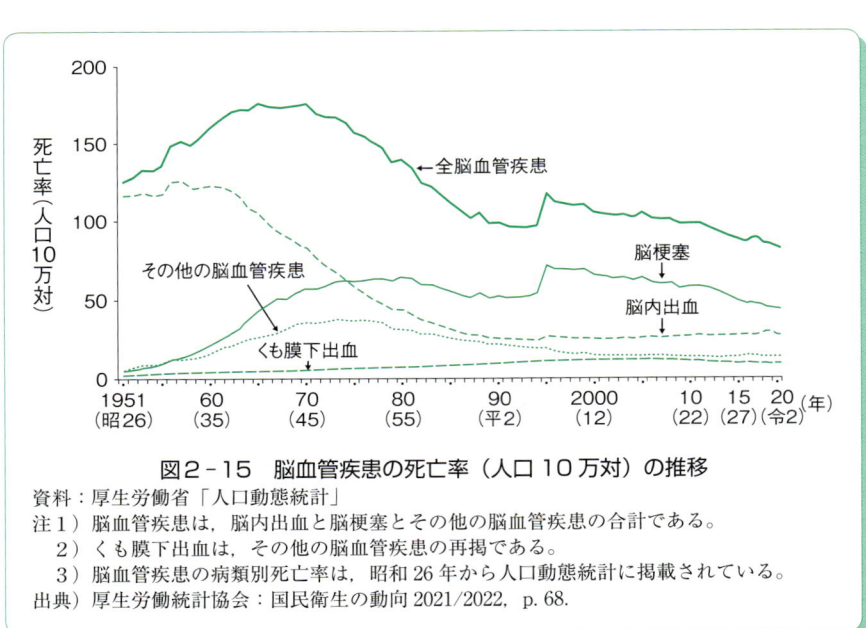

図2-15　脳血管疾患の死亡率（人口10万対）の推移

資料：厚生労働省「人口動態統計」
注1）脳血管疾患は，脳内出血と脳梗塞とその他の脳血管疾患の合計である。
　2）くも膜下出血は，その他の脳血管疾患の再掲である。
　3）脳血管疾患の病類別死亡率は，昭和26年から人口動態統計に掲載されている。
出典）厚生労働統計協会：国民衛生の動向 2021/2022，p.68．

5）その他の死因：外因死

　2020（令和2）年における第10位までの死因順位をみると表2-6のとおりになる。悪性新生物〈腫瘍〉，心疾患，脳血管疾患，肺炎，誤嚥性肺炎に続いて，第7位に不慮の事故が入っている。不慮の事故や自殺などは外因死といわれるが，死亡総数に対する外因死の割合は4.8％である。これを年齢階級別にみると，15～24歳73.7％，25～34歳58.1％と青少年死亡の主因となっている。老衰は高齢化の社会的背景を受

第2章　健康の現状

図2-16　肺炎の年齢階級別死亡率（人口10万対）の年次比較
資料：厚生労働省「人口動態統計」
注）昭和10年は，肺炎と気管支炎である。
出典）厚生労働統計協会：国民衛生の動向 2021/2022，p. 69.

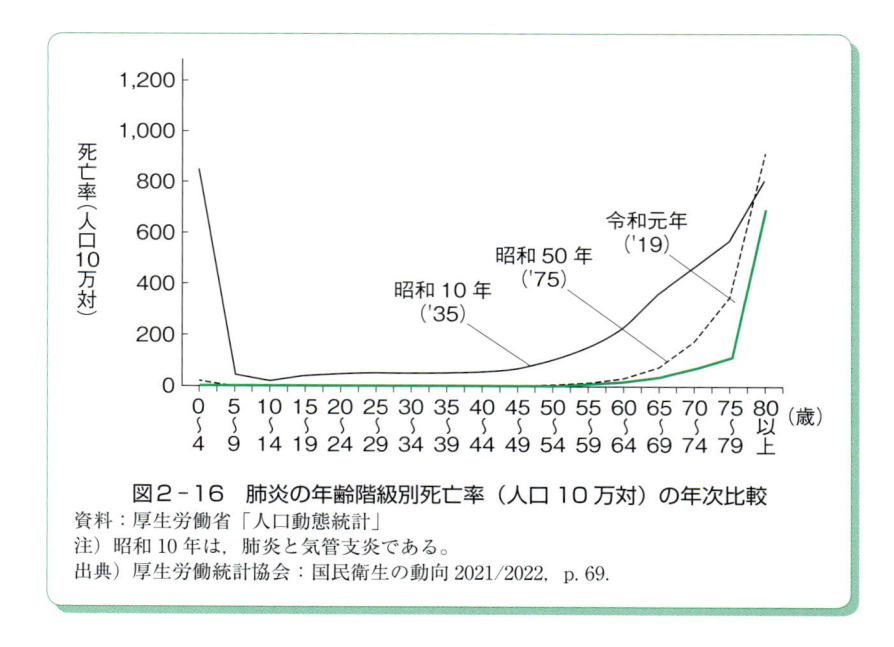

表2-6　性別にみた死因順位別死亡数・死亡率（人口10万対）

死因	2020（令和2）年* 総数 死亡数	死亡率	男 死亡数	死亡率	女 死亡数	死亡率	'19（令和元）年 総数 死亡数	死亡率
全死因	1,372,648	1,113.7	706,750	1,179.2	665,898	1,051.7	1,381,093	1,116.2
悪性新生物〈腫瘍〉	(1) 378,356	307.0	(1) 220,965	368.7	(1) 157,391	248.6	(1) 376,425	304.2
心疾患	(2) 205,518	166.7	(2) 99,247	165.6	(2) 106,271	167.8	(2) 207,714	167.9
老衰	(3) 132,435	107.5	(5) 35,777	59.7	(3) 96,658	152.7	(3) 121,863	98.5
脳血管疾患	(4) 102,956	83.5	(3) 50,376	84.0	(4) 52,580	83.0	(4) 106,552	86.1
肺炎	(5) 78,445	63.6	(4) 44,898	74.9	(5) 33,547	53.0	(5) 95,518	77.2
誤嚥性肺炎	(6) 42,746	34.7	(6) 25,081	41.8	(6) 17,665	27.9	(6) 40,385	32.6
不慮の事故	(7) 38,069	30.9	(7) 21,905	36.5	(7) 16,164	25.5	(7) 39,184	31.7
腎不全	(8) 26,946	21.9	(8) 13,960	23.3	(10) 12,986	20.5	(8) 26,644	21.5
アルツハイマー病	(9) 20,852	16.9	(16) 7,244	12.1	(8) 13,608	21.5	(10) 20,730	16.8
血管性等の認知症	(10) 20,811	16.9	(15) 7,644	12.8	(9) 13,167	20.8	(9) 21,394	17.3

資料　厚生労働省「人口動態統計」（＊概数である）
注1）死因分類は，ICD-10（2013年版）準拠（平成29年適用）による。
　2）（　）内の数字は死因順位を示す。
　3）男の9位は「自殺」で死亡数は13,576，死亡率は22.7。10位は「慢性閉塞性肺疾患（COPD）」で死亡数は13,466，死亡率は22.5である。
　4）「結核」は死亡数が1,909，死亡率は1.5である。
　5）「熱中症」は死亡数が1,515，死亡率は1.2である。
　6）「新型コロナウイルス感染症」は死亡数は3,466，死亡率は2.8である。
出典）厚生労働統計協会：国民衛生の動向 2021/2022，p. 65.

け第3位となっている。

　① **不慮の事故**：年齢階級別にみると，乳児期で高く，学童期で低く，青年期に交通事故による死亡の増加により高くなる。種類別にみると，**転倒・転落**が最も多く，次に**窒息**，溺死および溺水，交通事故と続く。転倒・転落は65歳以上が90％以上を占める。乳児（0歳）では窒息が不慮の事故の約72％を占めて最も多く，5〜14歳で最も低く，以後年齢が高くなるにつれて，窒息の割合が高くなる。

　② **自殺**：戦後の自殺死亡率（人口10万対）は1958（昭和33）年の25.7をピークに，以後は相対的に低い状態が続いてきた。その後一時的な上昇・低下がみられつつ，1992（平成4）年から上昇傾向にあったが，2003（平成15）年以降減少傾向にあり，2019（令和元）年は15.7となっている。

　性別年齢階級別自殺死亡率をみると，かつては20〜24歳に山があり，また，高齢ほどきわめて高い状況にあった。しかし，2019（令和元）年をみると，20歳代での山は男女ともみられなくなり，男性では50歳代でやや大きな山を形成し，80歳以上で高率となっている。一方，女性では高齢者での上昇もみられなくなり，20歳以降低い状況となっている。

（2）年齢階級別にみた死因順位

　死因構造は年齢階級で異なる。表2-7に2019（令和元）年の主要4死因の死亡率を示す。50歳以降の年齢階級では第1位が悪性新生物〈腫瘍〉，第2位が心疾患であり，脳血管疾患は55〜79歳の年齢階級において第3位となっている。

　なお，乳児（0歳）では第1位が「先天奇形，変形および染色体異常」であり，自力歩行が可能となる時期から「不慮の事故」が上がってくる。「自殺」は青壮年で多く，15歳〜39歳で第1位，40歳代で第2位，50歳代前半で第3位となっている。

4.3　母子の死亡の動向

　母子の死亡の動向は，公衆衛生や医療の水準だけでなく，ジェンダー格差などその国や地域の社会的背景を含む母子保健水準の指標として有用である。

（1）乳児死亡・新生児死亡

　生後1年未満の死亡を**乳児死亡**，その中でも生後4週未満の死亡を**新生児死亡**，その中でも生後1週未満の死亡を**早期新生児死亡**という。いずれも出生10万対で表す（p. 8，10参照）。わが国の乳児死亡率は大正末期までは150以上であったが急速に改善し，2020（令和2）年には1.8となり，世界的に有数の低率国である。

　乳児死亡の原因で最も多いのは「先天奇形，変形および染色体異常」であり，次に「周産期に特異な呼吸障害および心血管疾患」「乳幼児突然死症候群」「胎児および新生児の出血性障害等」「不慮の事故」となっている。現在では，ほとんどの分娩が専門医の立ち会いを伴う施設分娩となった日本では，周産期医療の進歩を背景に，分娩

表2-7 主要4死因の年齢階級別死亡率（人口10万対）

2019（令和元）年

	悪性新生物		心疾患		脳血管疾患		肺炎	
	死亡率	順位	死亡率	順位	死亡率	順位	死亡率	順位
全年齢	304.2	1	167.9	2	86.1	3	77.2	5
0歳	0.9	11以下	5.2	6	0.6	11以下	3.1	10
1～ 4	1.7	3	1.1	4	0.1	11以下	0.3	8
5～ 9	1.7	1	0.4	4	0.3	6	0.1	11以下
10～14	1.9	1	0.4	5	0.3	7	0.1	10
15～19	2.2	3	0.6	4	0.2	6	0.1	9
20～24	2.7	3	1.6	4	0.4	6	0.1	11以下
25～29	4.2	2	1.8	4	0.6	5	0.2	9
30～34	7.9	2	3.2	4	2.0	5	0.5	8
35～39	14.9	2	5.6	3	3.7	5	0.6	9
40～44	26.2	1	9.9	3	7.8	4	1.1	8
45～49	49.0	1	17.6	3	13.9	4	1.5	8
50～54	86.1	1	30.5	2	19.8	4	3.3	8
55～59	154.3	1	45.5	2	26.5	3	6.1	7
60～64	259.1	1	71.5	2	39.2	3	13.4	7
65～69	430.6	1	111.4	2	59.7	3	27.1	4
70～74	611.3	1	167.2	2	93.6	3	52.7	4
75～79	868.8	1	291.8	2	170.7	3	125.7	4
80歳以上	1568.8	1	1316.0	2	640.4	5	690.1	4

注）0歳の死亡率は出生10万対である。
出典）厚生労働省：令和元年人口動態調査

時の低酸素症や胎外生活への適応障害と考えられる死亡は激減しているが，地域差など課題も残している。

（2）周産期死亡

　周産期死亡とは，妊娠満22週以後の死産と生後1週未満の早期新生児死亡を合わせたものである。周産期死亡率は，出生数に妊娠満22週以後の死産数を加えた出産千対の割合で表す（p.8，10参照）。

　周産期死亡の原因には，母体側と児側の病態で観察する必要がある。2020（令和2）年の人口動態統計によると，児側病態では，「周産期に発生した病態」85.4％と大半を占め，「先天奇形，変形および染色体異常」13.5％であり，この両者でほとんどを占める。一方，母体側では，「母体に原因なし」41.7％と多いが，「現在の妊娠とは無関係の場合もありうる母体の病態」27.2％，「胎盤，臍帯および卵膜の合併症」22.3％となっている。

（3）妊産婦死亡

　妊産婦死亡とは妊娠中および妊娠終了後満42日未満の女性の死亡で，妊娠の期間

表2-8 妊産婦死亡率（出産10万対）の推移

	妊産婦死亡率		妊産婦死亡率
1955（昭30）	161.7	1990（平 2）	8.2
60（〃35）	117.5	95（〃 7）	6.9
65（〃40）	80.4	2000（〃12）	6.3
70（〃45）	48.7	05（〃17）	5.7
75（〃50）	27.3	10（〃22）	4.1
80（〃55）	19.5	15（〃27）	3.8
85（〃60）	15.1	20（令 2）	2.7

資料：厚生労働省「人口動態統計」
出典）厚生労働統計協会：国民衛生の動向 2021/2022, p.74.

および部位には関係しないが，妊娠もしくはその管理に関連した，またはそれらによって悪化したすべての原因によるものをいう。ただし，不慮または偶発の原因によるものを除く。なお，妊産婦死亡率は日本では出産（出生＋死産）10万対で表すが，国際比較の場合は死産の把握が困難な国があることから，出生10万対で示されることが多い（p.8, 10参照）。わが国の妊産婦死亡率（出産10万対）の動向は，**表2-8**のとおりである。

　妊娠や出産は病気ではないが，ホルモンの変調をはじめ非妊娠期とは異なる生理的な変化が起こるため，身体面のみならず精神面でも負荷がかかる。また合併症など疾病状態に陥るリスクもあるため，妊娠初期より定期的な健診が推奨される。

（4）死　　産

　死産とは妊娠12週以後の死児の出産で，自然死産と人工死産がある。死産率は，出産（出生＋死産）千対の率で示す。

1）自然死産

　自然死産の推移をみると，1961（昭和36）年をピークに，1966（昭和41）の「ひのえうま」で一時上昇があるものの着実に減少し，2020（令和2）年9.5となっている。2017（平成29）年の自然死産の原因を母体側からみると「現在の妊娠とは無関係の場合もありうる母体の病態」が最も多い。次に「胎盤，臍帯および卵膜の合併症」が続く。児側の原因では「周産期に発生したその他の障害」がほとんどを占めている。自然死産率が最も低い年齢階級は25〜29歳であり，この年齢階級から離れるほど死産率は高まる。若年や高齢での妊娠・出産に注意が必要とされるゆえんである。

2）人工死産

　人工死産の推移をみると，昭和20年代後半から30年代初頭にかけて50を上回ったが，1974（昭和49）年には16.4まで低下した。その後再び上昇し1985（昭和60）年に自然死産を上回った後は，横ばいおよび緩やかな下降を数年周期で繰り返しながら経過している。

4.4 死亡の国際比較

(1) 死亡率の国際比較

表2-9は，粗死亡率・年齢調整死亡率・乳児死亡率の国際比較である。年齢調整死亡率（p.8，10参照）をみると日本が最も低い値であり，続いてオーストラリア，イタリア，フランス，スウェーデンが低くなっている。乳児死亡率も，日本が最も低い。

なお，日本の粗死亡率をみると，欧米先進国の中ではドイツに次ぐ高さであるが，これらは高齢化の影響だといえる。

(2) 主な死因の国際比較

1) 悪性新生物〈腫瘍〉

日本では胃がんは減少し，肺がんは微減，乳がんが増加してきた（図2-13を参照）。部位別にみた悪性新生物〈腫瘍〉の年齢調整死亡率をみると，欧米諸国に比べて胃がんはまだまだかなり多く，肺がんと乳がんが少ない。特に乳がんは欧米諸国の半分程度である（表2-10）。

2) 心疾患・虚血性心疾患

欧米諸国では虚血性心疾患を中心とした心疾患が死因の第1位である。アメリカ・イギリスは，心疾患でみると男性は4割以上，女性は約2～3割日本より多い。虚血性心疾患では男女ともに日本の2倍である。

表2-9　粗死亡率・年齢調整死亡率・乳児死亡率の国際比較

	粗死亡率[1]（人口10万対）		年齢調整死亡率[2]（人口10万対）		乳児死亡率（出生千対）	
日　　　　本	('19)	1,116.2	('19)	282.5	('19)	1.9
カ　ナ　ダ	('17)	771.8	('17)	378.9	('17)	4.5
アメリカ合衆国	('16)	849.3	('16)	475.2	('18)	5.7
フ ラ ン ス	('16)	897.0	('16)	353.7	('17)	3.6
ド　イ　ツ	('17)	1,127.9	('17)	407.4	('18)	3.2
イ タ リ ア	('16)	1,019.5	('16)	332.1	('18)	2.8
オ ラ ン ダ	('17)	876.7	('17)	377.7	('18)	3.5
スウェーデン	('17)	915.7	('17)	357.1	('18)	2.0
イ ギ リ ス	('16)	909.7	('16)	401.7	('18)	3.9
オーストラリア	('17)	654.2	('17)	330.6	('18)	3.1
ニュージーランド	('15)	691.8	('15)	379.4	('19)	4.5

資料：厚生労働省「人口動態統計」，WHO. Health statistics and health information systems「Mortality Database」
　　　乳児死亡率は，UN「Demographic Yearbook」

注1）死亡数を人口で除したいわゆる死亡率のことで，年齢調整死亡率と対比して粗死亡率としたものである。
　2）年齢調整死亡率の基準人口は世界標準人口である。日本も同様であるため数値は表2-5（p.25）と異なる。
　3）年齢不詳は，データに含めていない。
　4）カナダ，アメリカ合衆国，フランスの人口は「Demographic Yearbook」の該当年のデータ。

出典）厚生労働統計協会：国民衛生の動向 2021/2022，p.71．

表2-10 部位別にみた悪性新生物〈腫瘍〉の年齢調整死亡率（人口10万対）の国際比較

	悪性新生物〈腫瘍〉	胃	肺[1]	乳房[2]
日　　　　本（'19）	91.4	9.9	17.2	10.0
カ　ナ　ダ（'17）	109.5	2.7	27.7	14.7
アメリカ合衆国（'16）	106.2	2.1	26.2	14.5
フ　ラ　ン　ス（'16）	115.9	3.2	25.6	17.1
ド　イ　ツ（'17）	113.1	4.4	24.2	17.6
イ　タ　リ　ア（'16）	110.1	5.8	22.6	16.2
オ　ラ　ン　ダ（'17）	124.4	3.4	29.5	17.6
スウェーデン（'17）	100.4	2.6	16.9	12.9
イ　ギ　リ　ス（'16）	122.8	3.3	26.6	17.3
オーストラリア（'17）	101.1	2.7	18.8	13.4
ニュージーランド（'15）	121.1	3.4	23.3	17.9

資料：厚生労働省「人口動態統計」
　　　WHO. Health statistics and health information systems「Mortality Database」
注1）気管，気管支と肺を示す。
　2）女性のみである。
　3）年齢調整死亡率の基準人口は世界標準人口による。日本も同様である。
　4）カナダ，アメリカ合衆国，フランスの人口は「Demographic Yearbook」の該当年のデータ。
出典）厚生労働統計協会：国民衛生の動向 2021/2022，p.73．

表2-11　心疾患の死亡率（人口10万対）の国際比較

	日本（'19）	アメリカ合衆国（'16）	フランス（'16）	イギリス（'16）
男				
心　　　疾　　　患[1)2)]	158.8	197.6	139.9	163.2
慢性リウマチ性心疾患	1.3	0.8	1.4	1.0
虚血性心疾患	65.8	132.1	63.3	124.5
肺性疾患及び肺循環疾患，その他の型の心疾患[2)]	91.0	64.7	77.6	37.7
女				
心　　　疾　　　患[1)2)]	169.7	165.5	138.6	126.5
慢性リウマチ性心疾患	2.4	1.4	2.0	1.9
虚血性心疾患	43.7	93.4	41.0	77.5
肺性疾患及び肺循環疾患，その他の型の心疾患[2)]	122.2	70.6	104.1	47.1

資料：厚生労働省「人口動態統計」
　　　WHO. Health statistics and health information systems「Mortality Database」
注1）日本は，「心臓併発症の記載のないリウマチ熱」「心臓併発症を伴わないリウマチ性舞踏病」を含まない。
　2）日本は，「肺塞栓症」「その他の肺血管の疾患」を含まない。
　3）アメリカ合衆国，フランスの人口は「Demographic Yearbook」の該当年のデータ。
出典）厚生労働統計協会：国民衛生の動向 2021/2022，p.73．

心疾患に占める虚血性心疾患の割合は，日本では男性で約3割，女性で約3割と少ないが，アメリカ・イギリスでは男女ともに約6〜8割を占めている（表2-11）。

なお，フランスの場合，心疾患および虚血性心疾患が比較的に少ない。「フレンチパラドックス」といわれ，その要因として赤ワインの影響などが注目されてきたが，その科学的根拠についてはまだまだ検討を要するといわれる。

3）脳血管疾患

日本はかつて脳血管疾患が非常に多かったが，1970年代から激減してきた（図2-12を参照）。今や欧米諸国に比べても中位程度まで低下している。年齢調整死亡率でみると，日本はイタリアやニュージーランド，イギリス，アメリカより低く，ドイツ，オランダより若干高くなっている（表2-12）。

（3）母子保健指標の国際比較

日本の乳児死亡率・新生児死亡率（p. 8，10参照）は欧米諸国等と比べても最も低いレベルになっている（表2-13）。また，死産を含む周産期死亡率をみても（日本では今や死産を妊娠満22週以後の死産としているが，国際比較では妊娠満28週以後の死産として比較），戦後一貫して改善し，諸外国と比較して低率になっている。さらに，妊産婦死亡率（出生10万対）をみると，かつては欧米諸国に比べて高い状況であったが，今や中位程度で，着実に改善をみせている。

5. 健康状態・受療状況

5.1　有訴者率・通院者率：国民生活基礎調査

国民の健康度を示す指標として，1955（昭和30）年から実施されてきた国民健康調査では「有病率」が用いられてきたが，近年における疾病構造の変化の中で，傷病の量を把握するだけでは健康の判定指標としては不十分であるという議論が高まってきた。

そこで，従来の国民健康調査や国民生活実態調査などの4つの調査をひとつに統合拡充し，国民生活基礎調査（p. 10参照）が創設され，1986（昭和61）年を初年度とし3年ごとに大規模調査として実施されるようになった。国民生活基礎調査によって有訴者率，通院者率が示される。なお，国民生活基礎調査は世帯を抽出して実施する標本調査である。

（1）有訴者率

病気やけがなどで自覚症状のある者を有訴者という（医療施設や介護施設などへの入院・入所者を除く）。有訴者率（人口千対）をみると（令和元年），全年齢では302.5と約3割であるが，男性より女性のほうが高い。年齢階級別にみると男性，女性とも「10歳から19歳」で最も低く，年齢階級が高くなるにつれ上昇している。65歳以上では男性413.2，女性450.3となり，半数近くの者が有訴者となっている。

症状別にみると，男性では「腰痛」が最も高く，次いで「肩こり」「鼻がつまる・鼻汁が出る」と続き，女性では「肩こり」が最も高く，「腰痛」「手足の関節が痛む」と続いている。

5. 健康状態・受療状況

表2-12 脳血管疾患の粗死亡率・年齢調整死亡率（人口10万対）の国際比較

	粗死亡率	年齢調整死亡率
日　　　　　　本（'19）	86.1	20.9
カ　　ナ　　ダ（'17）	37.8	15.4
アメリカ合衆国（'16）	44.0	21.2
フ　ラ　ン　ス（'16）	48.4	15.6
ド　　イ　　ツ（'17）	67.0	20.8
イ　タ　リ　ア（'16）	93.9	26.1
オ　ラ　ン　ダ（'17）	53.7	20.6
スウェーデン（'17）	57.0	19.5
イ　ギ　リ　ス（'16）	57.5	22.1
オーストラリア（'17）	41.4	17.8
ニュージーランド（'15）	53.7	25.7

資料：厚生労働省「人口動態統計」
　　　WHO. Health statistics and health information systems「Mortality Database」
注1）年齢調整死亡率と併記したので粗死亡率と表したが，単に死亡率といっているものである。
　2）年齢調整死亡率の基準人口は世界標準人口による。日本も同様である。
　3）カナダ，アメリカ合衆国，フランスの人口は「Demographic Yearbook」の該当年のデータ。
出典）厚生労働統計協会：国民衛生の動向 2021/2022，p.73.

表2-13 乳児死亡率・新生児死亡率（出生千対）の国際比較

	乳児死亡率			新生児死亡率		
	1980年	2000	'19	1980年	2000	'19
日　　　　本	7.5	3.2	1.9	4.9	1.8	0.9
カ　ナ　ダ	10.4	5.3	'18) 4.7	6.7	3.6	'18) 3.5
アメリカ合衆国	12.6	6.9	'18) 5.7	8.4	4.6	'17) 3.9
オーストリア	14.3	4.8	'18) 2.7	9.3	3.3	'18) 2.0
デンマーク	8.4	5.3	'18) 3.7	5.6	'01) 3.5	'18) 2.8
フ　ラ　ン　ス	10.0	4.4	'18) 3.6	5.6	'03) 2.9	'17) 2.6
ド　　イ　　ツ	12.6	4.4	'18) 3.2	7.8	2.3	'18) 2.3
ハンガリー	23.2	9.2	'18) 3.3	17.8	6.2	'18) 2.1
イ　タ　リ　ア	24.5	4.5	'18) 2.8	11.2	'03) 3.4	'13) 2.0
オ　ラ　ン　ダ	8.6	5.1	'18) 3.5	5.7	3.9	'18) 2.5
ポーランド	21.3	8.1	'18) 3.8	13.3	5.6	'18) 2.8
スウェーデン	6.9	3.4	'18) 2.0	4.9	'01) 2.5	'18) 1.3
ス　　イ　　ス	9.1	4.9	'18) 3.3	5.9	3.6	'18) 2.7
イ　ギ　リ　ス	12.1	5.6	'18) 3.9	7.7	3.9	'18) 2.8
オーストラリア	10.7	5.2	'18) 3.1	7.1	3.5	'18) 2.3
ニュージーランド	13.0	6.1	4.5	5.8	3.6	2.9

資料：厚生労働省「人口動態統計」
　　　UN「Demographic Yearbook」
注1）ドイツの1990年までは，旧西ドイツの数値である。
出典）厚生労働統計協会：国民衛生の動向 2021/2022，p.78.

（2）通院者率

　医療施設や施術所（あんま・はり・きゅう・柔道整復師）に通院・通所している者を通院者という。通院者率（人口千対）をみると（令和元年），全年齢では404.0と4割であるが，性別では男性より女性のほうが高い。年齢階級別にみると，男性は「20歳から29歳」で，女性では「10歳から19歳」で最も低く，年齢階級が高くなるにつれ上昇している。65歳以上では男性689.6，女性692.8となり，7割近くの者が通院者となっている。

　症状別にみると，男女とも「高血圧症」が最も高く，次いで男性では「糖尿病」「歯の病気」，女性では「脂質異常症（高コレステロール血症等）」「眼の病気」となっている。

5.2　受療率：患者調査
（1）受　療　率

　患者調査（p.10参照）は，全国の医療施設を利用する患者の傷病などの状況を把握するために，1953（昭和28）年から実施され，医療施設を抽出して実施する標本調査である。1984（昭和59）年からは調査数を拡大し，3年に1度の実施となっている。

　受療率とは人口10万対の推定患者数の割合であり，対象となる患者は，病院の入院は二次医療圏単位で，病院の外来と診療所は都道府県単位で層化無作為抽出された医療施設を受診した患者である。調査日は10月中旬の3日間のうち医療施設ごとに定めた1日，退院患者は9月中の1か月となっている。

　患者数は医療施設の抽出率を考慮して推計患者数を算出する。全国の推計患者数（2017年）は，入院患者131万人，外来患者719万人である。入院患者の97.0％は病院に，3.0％は診療所に入院しており，外来では病院22.7％，診療所58.6％，歯科診療所18.7％の割合で受療している。

1）性・年齢別受療率

　図2－17は性・年齢階級別の受療率（人口10万対）である（2017年）。入院受療率では，男性・女性とも5～9歳で最も低い。入院は高齢ほど急増し，最も高いのは男女ともに90歳以上である。外来受療率では，男性は20～24歳で最も低く，80～84歳で最も高い。女性は15～19歳で最も低く，80～84歳で最も高い。外来受療率は男女とも85～89歳，90歳以上になると低下する。85歳以上になると，通院が困難となり入院せざるを得ない者が多くなるからだろう。

　なお，20歳・30歳代の女性における外来受療率のふくらみは妊娠・分娩による通院の影響が考えられる。

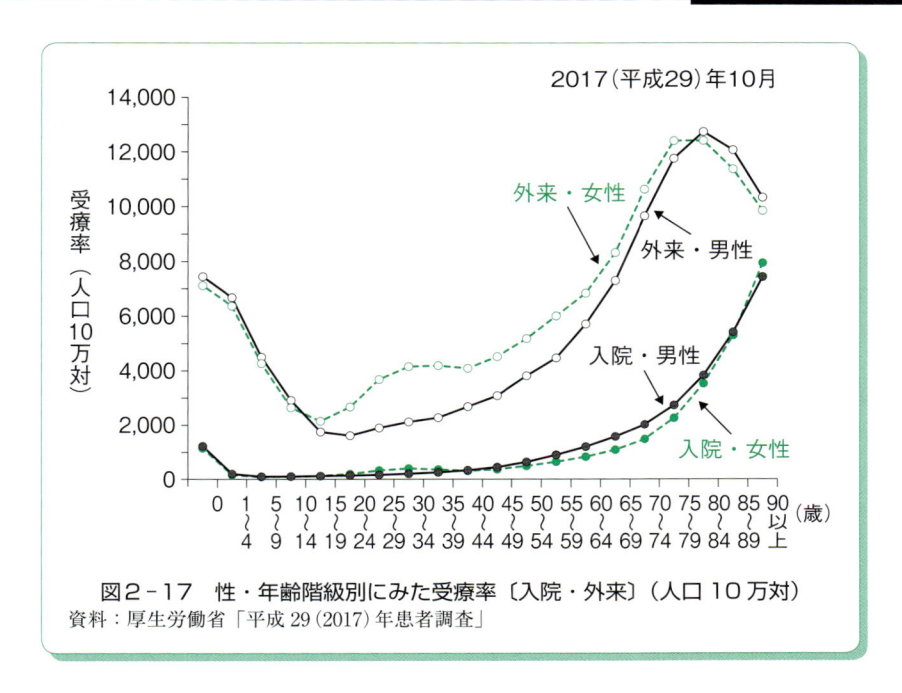

図2-17 性・年齢階級別にみた受療率〔入院・外来〕（人口10万対）
資料：厚生労働省「平成29（2017）年患者調査」

2）傷病分類別受療率

　受療率を傷病分類別にみると，入院では「精神および行動の障害」が最も多く，次に「循環器系の疾患」「悪性新生物」が多い。外来では「消化器系の疾患」が最も多く，次に「循環器系の疾患」「筋骨格系および結合組織の疾患」が多い。なお，外来で「消化器系の疾患」が最も多いのは，歯科疾患を含むからである。

（2）退院患者の平均在院日数

　2017（平成29）年9月中に退院した推計患者について，平均在院日数をみると，病院30.6日，診療所12.9日である。病院の病床の種類別では，精神病床が319.5日と最も長く，療養病床が175.3日となっている。一般病床は17.0日である。なお，結核病床は57.5日，感染症病床は8.0日である。

第2章 まとめ

❶ 生産年齢人口と年少人口の割合は減少し，老年人口の割合は増加している。
❷ 高齢化の主な要因は，①平均寿命の延伸による老年人口の増加と，②少子化の進行による年少人口の減少である。つまり，少産少死である。
❸ 平均寿命とは0歳の平均余命のことである。
❹ 健康寿命とは健康上の問題で日常生活が制限されずに生活できる期間をいう。
❺ 合計特殊出生率は，1人の女性が生涯に産むと推定される子の数を表している。
❻ 少子化の主な要因は①未婚化・非婚化の進行と，②晩婚化・晩産化の進行である。
❼ 年齢調整死亡率は高齢化の影響を受けない死亡率であり，一般にいう死亡率は年齢調整死亡率と対比する場合に粗死亡率という。
❽ 粗死亡率は増加傾向にあるが，年齢調整死亡率は男女とも着実に低下している。粗死亡率の増加は高齢化による見せかけの増加である。
❾ 年齢別死亡率は今や，75歳過ぎ特に80歳過ぎになって急速に上昇をみせる。
❿ 死因は，今日WHOの「ICD-10」によって分類される。
⓫ 死因順位はこれまで悪性新生物〈腫瘍〉が第1位，心疾患が第2位，脳血管疾患は第3位で，この三大生活習慣病が死亡総数の約6割を占めていたが，2020年では，第1位が悪性新生物〈腫瘍〉，第2位が心疾患，第3位が老衰，脳血管疾患は第4位となり，第5位が肺炎である。
⓬ 胃がんは男女とも大幅に減少し，逆に男女とも肺がん，大腸がんが増加している。今や男性では肺がんが，女性では大腸がんが最も多い。
⓭ 女性では子宮がんが激減してきたが，一方，乳がんが大幅に増えてきた。
⓮ 心疾患の粗死亡率は増加しているが，年齢調整死亡率では着実に減少している。
⓯ 脳血管疾患は1970年をピークに激減したが，それは脳内出血の大幅な低下による。今や，脳内出血は脳梗塞を下回っている。
⓰ 肺炎は今や80歳以上の高齢者の主な死因として大きな割合を占める。
⓱ 不慮の事故では窒息が最も多く，次に転倒・転落，交通事故などが続く。
⓲ 自殺は男性では50歳代で比較的大きな山を形成し，80歳以上で高率となっているが，女性では高齢者での上昇もみられなくなり，20歳以降低い状況となっている。
⓳ 乳児死亡率・新生児死亡率・周産期死亡率とも世界的に有数の低率国である。
⓴ 欧米諸国に比べて胃がんはまだまだ多く，肺がんと乳がんが少ない。
㉑ 欧米諸国では心疾患特に虚血性心疾患が非常に多い。心疾患に占める虚血性心疾患は日本では5割以下だが，特にアメリカやイギリスでは男女とも約6〜8割も占めている。
㉒ 国民生活基礎調査によって有訴者率と通院者率が示される。
㉓ 患者調査によって，入院受療率と外来受療率が示される。

文　献

・宮城重二：保健・栄養学系学生のための健康管理概論，光生館，2012.
・厚生労働統計協会：国民衛生の動向 2021/2022，2021

第 3 章

健康に影響する生活要因

1. 生活習慣要因と生活習慣病

1.1 生活習慣病対策の背景

　国民の栄養問題は，長い間，栄養の欠乏に関する事柄がその主なものであった。しかし，近年に至って国民の栄養状態は著しく改善されてきている。一方，戦後国民の生活様式の変化に伴って，食生活をめぐるさまざまな要因が急激に変化してきた。また，生活様式や生活環境・労働環境の大幅な変化は，身体活動・運動や心理社会的ストレスを増大させてきている。その結果として，今日では虚血性心疾患，脳卒中，がん，糖尿病，肥満といった生活習慣病が大きな健康問題となってきた。今や，生活習慣病の予防は緊急な国民的課題となってきている。

1.2 生活習慣病およびその対策

（1）生活習慣病とは

　生活習慣病は，1996（平成8）年12月に，成人病から言い換えられたものである。成人病は「加齢」に着目し，主に40歳以降に起こるがんや心臓病など死亡率の高い病気をさすのに対し，生活習慣病は，図3-1に示すように，遺伝要因，外部環境要因に加え，「食生活，喫煙，飲酒，運動，休養などの生活習慣要因が，疾病の発症およびその予後に関与する疾病群」ということになり，「生活習慣」を重視した考え方に基づくものである。

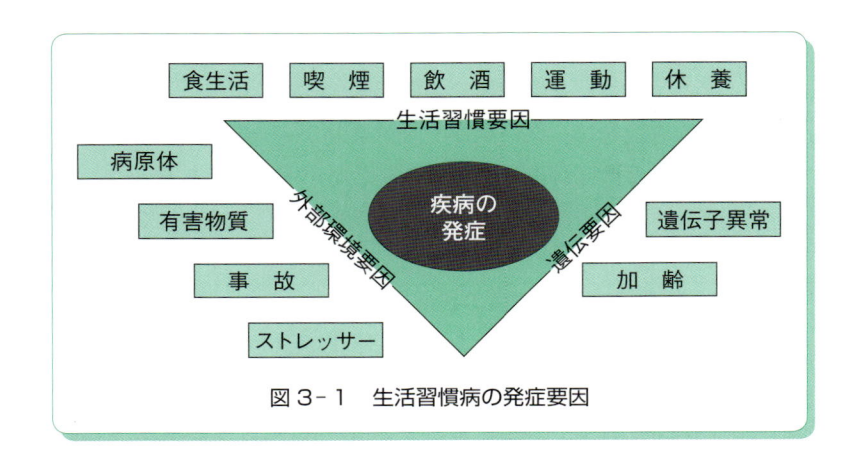

図3-1　生活習慣病の発症要因

（2）生活習慣病対策

生活習慣病対策では「生活習慣を改善することにより，疾病の発症や進行が予防できる」という考えに基づき，各人が疾病の予防に主体的に取り組むことの必要性が強調されている。これまでの成人病対策では，疾病の早期発見・早期治療に重点を置いてきた二次予防が重視されてきた。一方，生活習慣病対策では，生活習慣の改善を目指す一次予防の推進が一層重視されるようになった。

2. 栄養・食生活

2.1 「栄養の偏り」をもたらす食生活の変化

栄養とは，生体が食物を外界から取り入れてその構成成分を作り変え，また，必要なエネルギーを確保し生命活動を維持することをいう。また，栄養状態とは，生体が食物を取り入れてそれを代謝する状態のことである。そして，栄養の良い状態とは，生命維持に必要な栄養素が食物を通して過不足なく取り入れられ，生体の代謝が良好に維持されている状態であり，このような状態を健康な状態ということができる。

しかし，栄養の偏りつまり栄養素の取り込みが問題になると，生体はうまく代謝ができず，ついには病気に陥る。今日「栄養の偏り」をもたらす食生活の変化が問題視されてきているが，健康に影響する栄養・食生活の主な要因をまとめると，以下のようになる。

（1）「個食」の増加・調理時間の短縮化

現代社会の生活は，生活圏の拡大や生活時間の24時間化などによって急速に変化している。その結果，食事時間は変則的になり，家庭での食生活が一人ひとりバラバラといった個食が増加している。この個食がひとり寂しく孤独な状態で食べる孤食になれば大きな問題である。

学童において，「家族そろって夕食を食べる頻度」をみると，「週2～3日」が増加をみせ，今や「週に3日以下」が過半数を占める。また「いつも朝ごはんを誰と食べることが多いか」をみると，「親と一緒」が小学生で40％台，中学生で30％台と低くなっている[1]。

また，調理器具の発達や調理済み食品等の利用によって，調理にあまり時間をかけなくなり，特に夕食の調理時間が減少している。調理時間の減少は，食事づくりの知恵や手作りの味が失われることにつながるものである。そして，腹を満たすことが優先され，食事の大切さ・ありがたさを疎んじるようになることが懸念される。

（2）外食の状況・欠食の状況

女性の社会進出やファミリーレストランの普及などを反映し，老若男女を問わず，外食率は増加していたが，1997（平成9）年をピークに減少傾向がみられる。それでも外食の頻度をみると，男性では20～40歳代で約3分の1が週2回以上外食してお

り，20歳代で最も高率である。女性では20歳代で約3割が週2回以上外食している[2]。

また，欠食特に朝食の欠食は若年者を中心に多い。朝食欠食率は，男性では20～40歳代で約28％と多くなっており，女性でも30歳代では約22％と多い[3]。

外食や欠食が増えれば好みが優先され，脂質や糖質に偏った食事になりやすく，また，食品のインスタント化，画一化とあいまって，栄養素の過剰やアンバランスが起こりやすい。

（3）加工調理食品・インスタント食品等の増加

食品の加工技術や冷凍保存技術，流通手段の発達により，また，外食産業や惣菜屋などの発達に伴って，加工調理食品やインスタント食品等が大量に流通するようになってきた。しかし，調理済み食品やインスタント食品の利用頻度が高いほど，栄養に偏りがあることが確認されている。また，これらの食品等には決まって食品添加物が使用されることが多く，これらの食品を安易に多用することは問題である。その利用にあたっては，便利さから，また，好きな物を多用しやすいことから，栄養のバランスを損ねることがないように留意する必要がある。

（4）噛まず食いなどの問題，「噛む」軽視が死因に影響

現代人の咀しゃく回数は少なくなっていることが指摘されている。噛むということは，顔の咬筋を使って歯を動かし，物理的な力を加えて食物を細かく砕き，唾液と混ぜるなどの複雑な作業である。よく噛まない食べ方では，必然的に固い物や繊維成分の多い物を避けるようになり，歯や顎の未発達にもつながる。しかも今日，多食されている加工食品や調理済み食品などは，よく噛まないで済むものが多いことも問題視すべきである。

死因順位第7位（2020年）の不慮の事故のうち，最も多いのは長らく交通事故であったが，2000年代後半から「窒息」が交通事故を上回り多くなった。

子どもたちの中でよく噛まない・噛めない子が増え，高齢者にあっては歯がない・歯が弱いための噛まず食いが増えている。噛まず食いが多くなってきたことが「窒息」の増加の大きな要因だといえよう。

しかも，噛まず食いは，早食い，むら食い，ながら食いなどの食べ方を助長することも問題である。また，歯の本数が多い高齢者ほど長生きであり，一方，失った歯が多い高齢者ほど脳卒中や肺炎の発症が高く，骨折しやすいという報告がある。そのことは，歯を失うと食べられるものが限定され栄養状態が悪くなり免疫力が低下し，また，身体のバランスを崩しやすくなることで説明される。

また，入れ歯を使っている人でも噛み合わせの合っている人は自分の歯がある人に比べて，野菜や果物の摂取状況に差がなかったといわれる。自分の口に合った入れ歯をすることが大切である。

2.2 栄養摂取の状況

（1）栄養素等の摂取状況

国民1人1日当たりの栄養摂取量の推移をみてみよう（**表3-1**）。

① エネルギー摂取量……1955（昭和30）年に2,000 kcalを達成し，その後はほぼ横ばいの後，減少したが，2017（平成29）年以降は上昇傾向にある。

② たんぱく質……1955年には約70 gで，そのうち動物性たんぱく質は約20 gでその割合は約30％であったが，その後やや上昇をみせ，1975（昭和50）年以降は約80 gとなったが，再び約70 gに下がってきた。動物性たんぱく質の割合は約50％に上昇しほぼ同割合で推移している。

③ 脂質……1955年には約20 gと低かったが，1975年には約55 gへと着実に増加し，その後は50 g台を維持していたが，2017（平成29）年以降60 gを上回っている。動物性脂肪の割合は1975年以降は約50％となっている。

④ 炭水化物……1955年には411 gであったが，その後減少し，1985（昭和60）年に300 gを下まわった。その後も少しずつ下がり続けているが，2000（平成12）年以降は250〜260 g前後で推移している。炭水化物の減少は米離れを懸念させるが，2000年以降のほぼ横ばい傾向は米離れの現象に落ち着きをみせているといえよう。

（2）エネルギーのPFC比

総エネルギーに占めるたんぱく質（P），脂質（F），糖質（C）のエネルギー比率の推移をみると，特に脂質は1955（昭和30）年には10％以下であったが，1970（昭

表3-1 栄養摂取量の年次推移

年	エネルギー (kcal)	たんぱく質			脂 質			炭水化物 (g)
		総量 (g)	動物性 (g)	(％)	総量 (g)	動物性 (g)	(％)	
1955（昭30）	2,104	69.7	22.3	32.0	20.3	…	…	411
60（〃35）	2,096	69.7	24.7	35.4	24.7	…	…	399
65（〃40）	2,184	71.3	28.5	40.0	36.0	…	…	384
70（〃45）	2,210	77.6	34.2	44.1	46.5	20.9	44.9	368
75（〃50）	2,226	81.0	38.9	48.0	55.2	26.2	47.5	335
80（〃55）	2,119	78.7	39.2	49.8	55.6	26.9	48.4	309
85（〃60）	2,088	79.0	40.1	50.8	56.9	27.6	48.5	298
90（平2）	2,026	78.7	41.4	52.6	56.9	27.5	48.3	287
95（〃7）	2,042	81.5	44.4	54.5	59.9	29.8	49.7	280
2000（〃12）	1,948	77.7	41.7	53.7	57.4	28.8	50.2	266
05（〃17）	1,904	71.1	38.3	53.9	53.9	27.3	50.6	267
10（〃22）	1,849	67.3	36.0	53.5	53.7	27.1	50.5	258
15（〃27）	1,889	69.1	37.3	54.0	57.0	28.7	50.4	258
19（令元）	1,903	71.4	40.1	56.2	61.3	32.4	52.9	248

出典）厚生労働省：国民健康・栄養調査報告（国民栄養調査）．より作成．

45）年には20％を上回るようになり大幅に増加してきた。その後はわずかに増加し平成以降は，エネルギー比率はほぼたんぱく質15％，脂質25％，糖質60％で推移していたが，近年脂質の比率が増加している。

脂質のエネルギー比率は，若年層を中心に適正上限値25％を超えている者の割合が高いことは要注意である。

（3）食品の摂取状況

戦後におけるわが国の食品摂取状況は，まず動物性食品が1970年代にかけて著しい増加をみせているという特徴がある。動物性食品の摂取量の推移をみると（図3-2），特に乳・乳製品と肉類は1975（昭和50）年頃までに急増し，その後緩やかな増加をみせている。魚介類は2000（平成12）年以降減少がみられる。卵類は1970（昭和45）年以降ほぼ横ばいで推移している。

1975年以降の年次推移について，特に増加の大きいものは，緑黄色野菜と乳・乳製品である。特に緑黄色野菜は1975年以降の約15年間に1.5倍，30年間で2倍も増加している。それは野菜の栽培技術や保存技術の向上，流通手段の発達などがかかわっているといえる。野菜類の摂取量は年齢とともに増加し，60～70歳代では300gを超えるが，20～50歳代では約220～270gと低くなっている（図3-3）。

（4）食塩の摂取状況

食塩摂取量（1人1日当たり）は，昭和50年代に減少し1985（昭和60）年には12.1gまで低下した。しかし，その後一時増加傾向が続いたが再び低下し，2019（令和元）年には男性10.9g，女性9.3gとなっている。「日本人の食事摂取基準（2020年版）」では15歳以上の食塩摂取量の目標量を男性7.5g，女性6.5g未満としている。

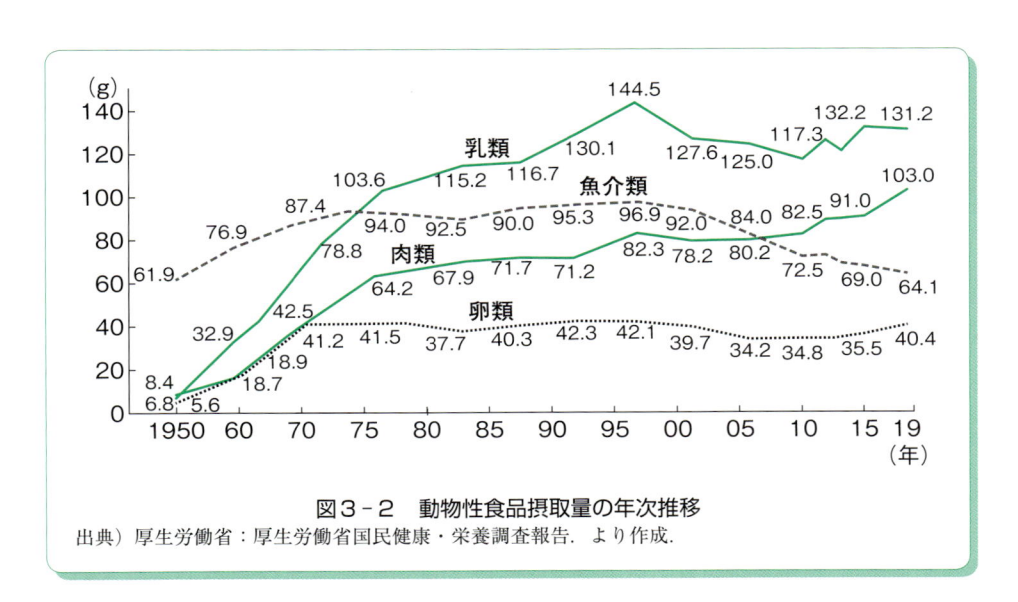

図3-2　動物性食品摂取量の年次推移

出典）厚生労働省：厚生労働省国民健康・栄養調査報告．より作成．

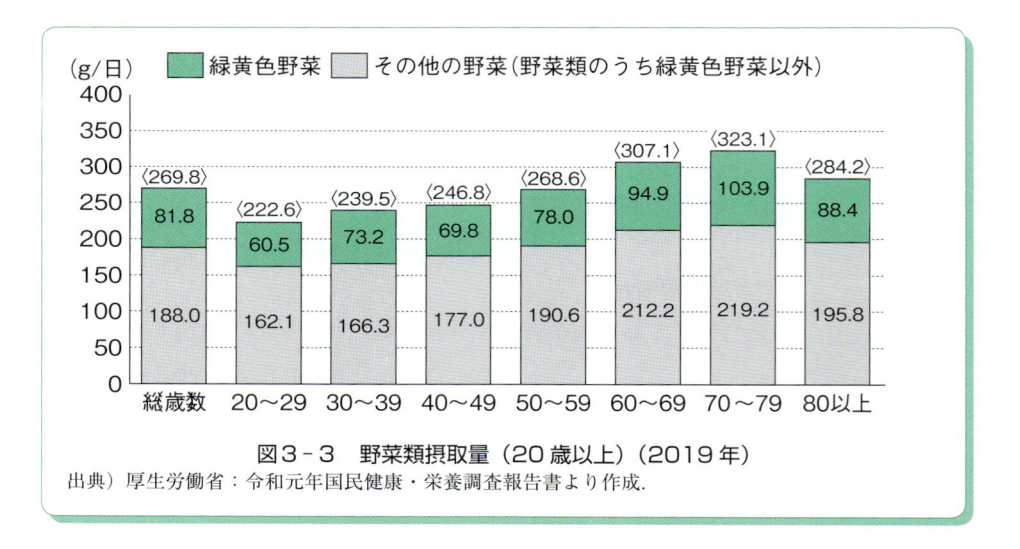

図3-3　野菜類摂取量（20歳以上）（2019年）
出典）厚生労働省：令和元年国民健康・栄養調査報告書より作成.

2.3　健康増進と栄養・食生活

「健康な状態」を維持し，保持・増進を図るには，「栄養の偏り」をもたらす生活習慣を改善し，「栄養のよい状態」を維持することが大切である。そのためには，食事のとり方やその内容が重要である。

（1）『日本人の食事摂取基準』

厚生労働省では，国民の健康増進のためにどのような栄養素をどれだけ摂取すればよいのかを「栄養所要量」として示してきた。栄養所要量は5年ごとに改定されてきたが，2005（平成17）年から新たに食事摂取基準と名称が変更となった。

「食事摂取基準」では，エネルギーについては推定エネルギー必要量を，栄養素については推定平均必要量，推奨量，目安量，目標量，耐容上限量が設定されている。

推定平均必要量とは該当する人の50％が満たす量，推奨量とはほとんど（97～98％）の人が満たす量である。目安量は科学的な根拠が得られていないが一応良好な栄養状態を維持するのに十分な量，目標量とは現在の日本人が当面目標とすべき量，耐容上限量とはほとんどすべての人が過剰摂取による健康障害を起こすことにない最大量である。表3-2は，「日本人の食事摂取基準（2020年版）」による身体活動レベルⅡの場合における推定エネルギー必要量，たんぱく質の推定平均必要量，脂肪エネルギー比率について示したものである。

（2）『健康づくりのための食生活指針』

厚生省では1985（昭和60）年に健康づくりのための食生活指針を発表し，「一日に30食品を目標に」「食塩は一日に10g以下を目標に」といった食生活の具体的なあり方を示した。さらに，1990（平成2）年度には対象者の特性に応じた栄養上の特徴，

表3-2　日本人の食事摂取基準（2020年版）

年　齢	推定エネルギー必要量 （kcal/日） 身体活動レベルⅡ [1]		たんぱく質 （g/日） 推定平均必要量		脂肪エネルギー 比率 （%エネルギー） 目標量
	男	女	男	女	
0～ 5月	550	500	10[2]	10[2]	50[2]
6～ 8	650	600	15[2]	15[2]	40[2]
9～11	700	650	25[2]	25[2]	
1～ 2歳	950	900	15	15	20～30
3～ 5	1,300	1,250	20	20	
6～ 7	1,550	1,450	25	25	
8～ 9	1,850	1,700	30	30	
10～11	2,250	2,100	40	40	
12～14	2,600	2,400	50	45	
15～17	2,800	2,300	50	45	
18～29	2,650	2,000	50	40	
30～49	2,700	2,050	50	40	
50～64	2,600	1,950	50	40	
65～74	2,400	1,850	50	40	
75歳以上	2,100	1,650	50	40	

注1）身体活動レベルⅡは，座位中心の仕事だが，職場内での移動や立位での作業・接客等，通勤・買物での歩行，家事，軽いスポーツのいずれかを含む場合。
　2）1歳未満については，目安量。

　食生活上の問題点を踏まえた具体的な対応指針として「対象特性別食生活指針」を策定し提示した。そして，がん，心疾患，脳血管疾患，糖尿病などの生活習慣病予防のために，食生活の改善がますます重要となってきていることから，2000（平成12）年3月には当時の厚生省，文部省，農林水産省とが連携した新たな食生活指針が策定された。この食生活指針は2016（平成28）年に一部改正された（**表3-3**）。
　性・年齢等に応じて食事摂取基準を満たすようバランスよく摂取した食生活指針に沿った食生活の実践が，生活習慣病の予防および健康増進の基本であるといえる。

表3-3　食生活指針（2016年改正）

（1）食事を楽しみましょう。 （2）1日の食事のリズムから，健やかな生活リズムを。 （3）適度な運動とバランスのよい食事で，適正体重の維持を。 （4）主食，主菜，副菜を基本に，食事のバランスを。 （5）ごはんなどの穀類をしっかりと。 （6）野菜・果物，牛乳・乳製品，豆類，魚なども組み合わせて。	（7）食塩は控えめに，脂肪は質と量を考えて。 （8）日本の食文化や地域の産物を活かし，郷土の味の継承を。 （9）食資源を大切に，無駄や廃棄の少ない食生活を。 （10）「食」に関する理解を深め，食生活を見直してみましょう。

第3章　健康に影響する生活要因

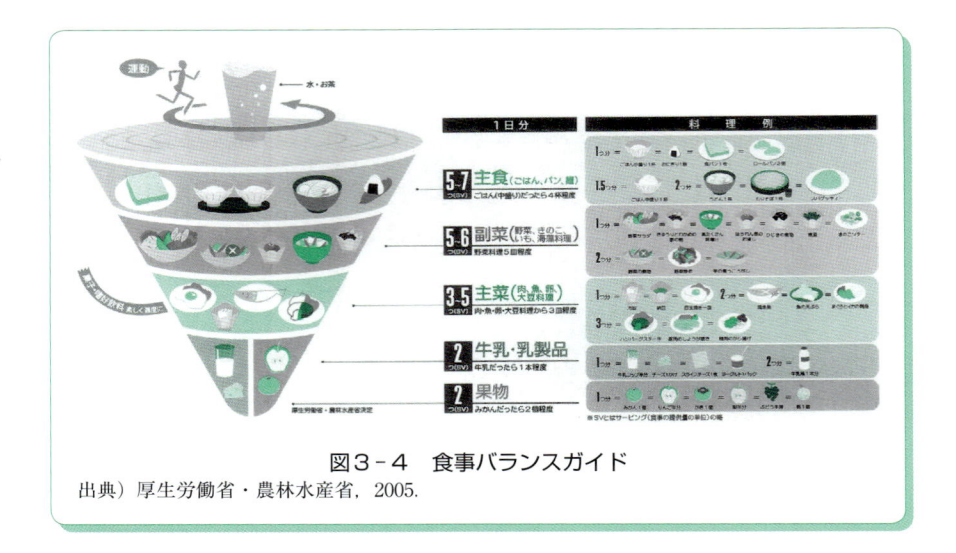

図3-4　食事バランスガイド
出典）厚生労働省・農林水産省，2005．

（3）食事バランスガイド

厚生労働省と農林水産省では，2005（平成17）年6月に「食生活指針」を具体的な行動に結びつけ，国民一人ひとりがバランスのとれた食生活を実現していくことができるよう，**食事バランスガイド**（図3-4）を発表した。「食事バランスガイド」は，全体が**コマ**の形をしたイラストで表現され，コマの本体は1日の食事のバランス，軸は必要な水分，コマを回転させるのは適度な運動である。そして，コマは食事バランスと適切な運動が与えられて，初めて安定して回転する。偏りのある食事をとった場合，コマのバランスが崩れてしまい，私たちの健康は保てなくなってしまう。食事バランスガイドでは，具体的には1日にとる目安量を食品量ではなく，**料理の区分別**に提示することで，複雑な計算をしなくても，適切な食事量をおおよそ把握できるようにしている。

3. 身体活動・運動

1997（平成9）年3月に「生涯を通じた健康づくりのための身体活動のあり方検討会」（厚生省保健医療局長の私的検討会）の報告書の中で，運動より幅広い概念として**身体活動**という概念が提示された。それ以降，「健康日本21」（2000年），後述の「健康づくりのための運動基準2006」（2006年），「健康づくりのための身体活動基準2013」（2013年）においても，運動・スポーツだけでなく，日常生活活動，趣味・レジャー活動などを含めた身体活動の増加が健康づくりに有効であるとしている。

3.1　身体活動・運動の現状
（1）身体活動・運動と健康

適度な身体活動・運動が，私たちの健康の保持・増進のために必要であることは，

これまでの多くの研究でわかってきている。身体活動量が多い者や運動習慣のある者は，虚血性心疾患，高血圧，糖尿病，肥満などの生活習慣病や骨粗しょう症などの罹患率や死亡率が低いことが認められている。また，超高齢社会を迎えたわが国においては，高齢者の健康特に介護を必要としない健康寿命の延伸が大きな課題であるが，身体活動量の増加が高齢者の生活の質（QOL）の改善や認知症の予防にも効果があることがわかってきている。さらに，ストレスの軽減などの心の健康の面でも効果があることが指摘されている。

（2）日常的な身体活動量の減少

私たちの日常的な身体活動量の現状はどうであろうか。今日の現代社会の生活環境は，子どもから大人・高齢者に至るまでの身体活動量の減少を招いている。主な要因をあげると，次のようなものがある。

① 交通手段の発達と自家用車の普及
② 職場の機械化や省力化
③ 家庭電化製品の発達と普及による家事労働の軽減化
④ 冷暖房の完備やエスカレータの整備など生活環境の利便化や安楽化
⑤ 子どもたちのライフスタイルの変化による外遊びの減少

このような状況を反映し，特に歩数の減少が問題視されている。歩数は日常的な身体活動量の指標であり，その現状をみてみると，男性の歩数の平均値は6,793歩，女性は5,832歩である[4]。

健康日本21最終評価でも，策定時の1997（平成9）年と2009（平成21）年の国民健康・栄養調査結果を比較すると，日常生活における歩数については悪化したとしており，平均値は男女ともに10年前より約1,000歩減少している。健康づくりのために奨励される「1日一万歩」には及ばず，生活スタイルによってはさらに少ないことも予想される。「健康日本21（第2次）」では2022（令和4）年度までに，20～64歳男性9,000歩，女性8,500歩，65歳以上男性7,000歩，女性6,000歩を目標としているが，2018（平成30）年の中間評価では，目標達成は困難な状況としている。

（3）運動習慣者の現状

運動習慣者の現状についてはどうであろうか。運動習慣のある者（1回30分以上の運動を週2日以上実施し，1年以上継続している者）も少ないのが現状である[4]。男性は33.4％で，最も低い40歳代では18.5％しかいない。女性も25.1％で，最も低い30歳代では9.4％である。一方，男女とも60歳代，70歳代のほうが運動習慣のある者の割合が高くなっている。しかし，全体として国民の約3分の2には運動習慣がないことになり，「健康日本21」でこれまでさまざまな取り組みがなされてきたにもかかわらず，最終評価でも策定時と変わらない。

しかし「意識的に運動を心がけている人の割合」については，最終評価の中で，男

女とも目標には達しなかったが，改善の傾向がみられたとしている。有意に増加しているのは 40 歳代，50 歳代の男性と，30 歳代，70 歳以上の女性である。20～40 歳代の若い世代への啓発が必要である。このように運動を心がけている人は増加しているにもかかわらず，歩数や運動習慣者の増加に結びついていないことが課題である。

3.2　身体活動・運動不足による身体的な影響
（1）運動不足による身体的な影響と生活習慣病

日常生活の運動不足が誘発する種々の健康障害について，その潜在的な影響と運動不足から生じやすい疾患を図 3-5 に整理した。運動不足病という特定な疾患があるわけではないが，運動不足に伴って肥満症，心筋梗塞・狭心症，高血圧症，動脈硬化症などの生活習慣病をはじめとしたさまざまな健康障害が発症しやすくなる。

（2）肥満とメタボリックシンドローム

日常的な身体活動量の減少や運動不足は，肥満をもたらす大きな要因となっている。肥満は，多くの生活習慣病の要因とされている。肥満の基準である BMI ［Body Mass Index，体重（kg）/身長（m）^{2}］が 25 以上の者の割合（20 歳以上）は，男性 33.0％，女性 22.3％であった。男性の約 3 分の 1，女性の約 5 分の 1 が肥満に当ては

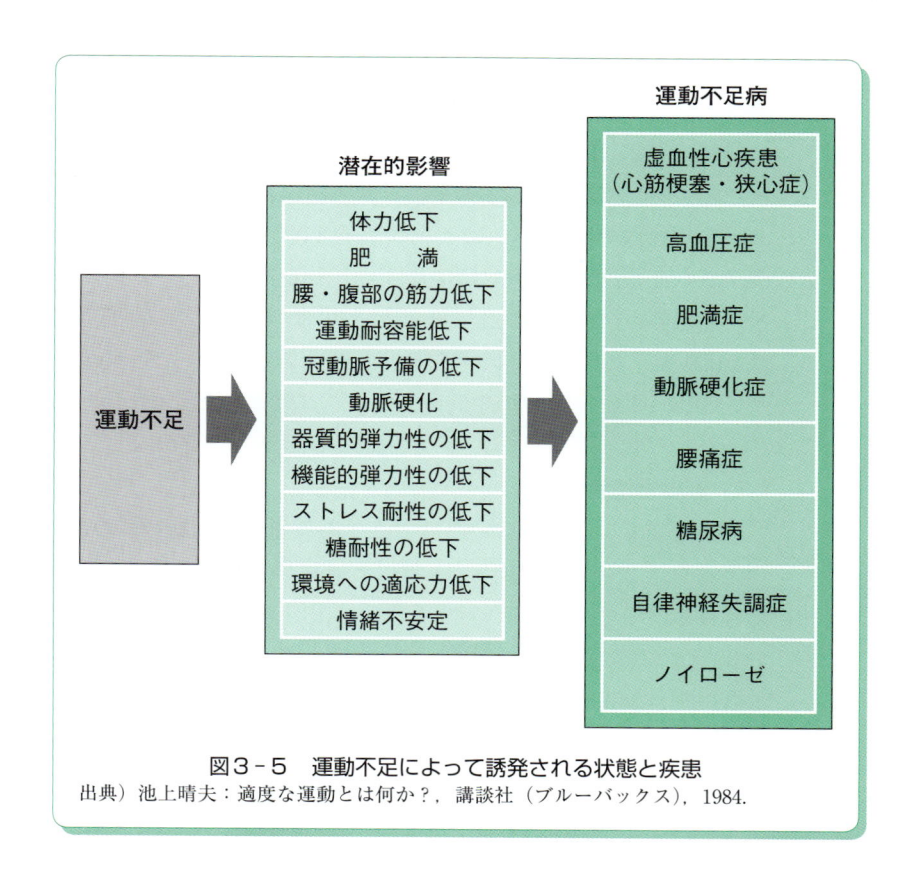

図 3-5　運動不足によって誘発される状態と疾患
出典）池上晴夫：適度な運動とは何か？，講談社（ブルーバックス），1984.

まることになる。男性の肥満者の割合は 40 歳代，50 歳代をピークにした山型で，女性は年齢が上がるにつれて増加する傾向がみられる。一方，女性では，20 歳代の 20.7％が BMI 18.5 未満のやせであり，こちらにも注意が必要である[4]。

　また，特定健康診査（メタボ健診）におけるメタボリックシンドロームの診断基準は，内臓脂肪型肥満（腹囲が男性 85 cm 以上，女性が 90 cm 以上）で，高血糖，血清脂質異常，血圧高値の 3 つのうちの 2 つ以上を合併している状態をさす（p. 78，図 4 – 3 参照）。また 3 つのうちの 1 つだけを合併した者を予備群という。このように複数のリスクが重なると，虚血性心疾患や脳血管疾患など（心筋梗塞や脳卒中など）の発症の可能性が高くなるので，早期の改善が望まれる。このような内臓脂肪の燃焼にも運動は効果的である。

（3）ロコモティブシンドローム（運動器症候群）

　ロコモティブシンドロームは，2007（平成 19）年に日本整形外科学会が提唱した概念で，筋肉，骨，関節，軟骨，椎間板など身体活動を担う運動器の障害により，歩行や日常生活に何らかの障害をきたし，要介護になるリスクの高い状態のことをさす。加齢によって身体機能の衰え，筋力低下，持久力低下，反応時間の延長，運動速度の低下，バランス能力の低下などが起こってくるが，さらに運動不足になると運動機能の低下が進むことになり，転倒などのリスクが増す。超高齢化を迎えた今日，このような要介護のリスクを減らすことは非常に重要であり，若いうちから積極的な身体活動・運動の習慣を持つことが予防につながる。

3.3　身体活動・運動の効果と健康づくりに適した運動

（1）身体活動・運動の効果

　後述する「健康づくりのための身体活動基準 2013」（厚生労働省）の前文では，健康づくりにおける身体活動の意義について次のようにまとめている。

　身体活動（生活活動・運動）に取り組むことで得られる効果は，①将来的な疾病（生活習慣病）予防，②日常生活の中の気分転換やストレス解消などのメンタルヘルス不調の一次予防，③ストレッチングや筋力トレーニングによる腰痛や膝痛の改善の可能性，④中強度の運動によってかぜ（上気道感染症）に罹患しにくくなる，⑤健康的な体型を維持できる（肥満の予防，改善）など，さまざまな角度から生活の質を高めることができるとしている。

（2）健康づくりに適した運動

　健康づくりのための体力として重視されるのは，全身持久力と筋力の 2 つである。特に全身持久力のアップは，生活習慣病などのリスクを低減させることがわかってきている。健康づくりには，全身持久力，筋力に加え，けがの防止に役立つ柔軟性や平衡性を高める運動も合わせて行うことが望ましい。

健康づくりの運動としてすすめられる有酸素運動は，ウオーキング，ジョギング，サイクリング，水泳，エアロビクスなどで，心肺機能を高め，脂肪の燃焼を促進する全身持久力を高める運動である。健康づくりとして実施するときの運動強度は最大酸素摂取量の50％を目安にし，運動時の目標心拍数は次の式で求められる。

> 運動時の目標心拍数（最大酸素摂取量50％）
> ＝（最高心拍数－安静時心拍数）×負荷強度（50％）＋安静時心拍数
> ＊最高心拍数は（220－年齢）とされ，例えば，20歳で安静時心拍数が60（拍／分）の場合の目標心拍数は，以下の式により130（拍／分）となる。
> 　　最高心拍数＝220－20＝200
> 　　運動時の目標心拍数＝（200－60）×0.5＋60＝130
> ＊運動前後の脈拍を測定するときは触診で15秒間測定した脈拍数を4倍するとよい。

また，より簡易に自覚的運動強度（Borg指数）で把握する方法もある。自覚的運動強度とは，運動中に感じる運動の強さのことで，健康づくりのための運動には「ややきつい」と感じるくらいの強さが適当である。例えばウオーキングなら，汗ばむ程度で会話が続く位の速さである。1回の運動の持続時間は20分以上が望ましい。運動頻度としては，運動習慣のない場合は週2回程度から始め，増やしていく。

持病のある場合には運動を始める前に医師と相談し，運動を行うときには毎回必ず運動前後に体調のチェックを行うようにして，体調の悪いときには無理をしない。また，運動前にウオームアップ（準備運動），運動後にクールダウン（整理運動）を行うことでけがを防止し，疲労の回復を早めることができる。

3.4　健康づくりのための身体活動・運動の指針
（1）健康づくりのための運動指針2006（エクササイズガイド2006）

厚生労働省は，2006（平成18）年に，健康づくりのための身体活動量と運動量の基準を「健康づくりのための運動基準2006～身体活動・運動・体力～」として示した。これは1989（平成元）年の「健康づくりのための運動所要量」を基本として，その後に得られた科学的知見に基づいて作成されたもので，大きな特徴は生活習慣病を予防する観点を重視したことである。同時に，この運動基準に基づき安全で有効な運動を広く国民に普及することを目的として，健康づくりのための運動指針2006（エクササイズガイド2006）が策定された。

同指針では，健康づくりのための身体活動量の目標として「週に23エクササイズ（メッツ・時）以上の「活発な身体活動（運動・生活活動）」を行い，そのうちの4エクササイズは活発な「運動」を行う」こととしている。

同指針における身体活動とは，安静にしている状態より多くのエネルギーを消費するすべての動きのことをさし，「身体活動」の中でも体力の維持・向上を目的として計画的・意図的に実施するものを運動，運動以外のものを生活活動と定義している。

3. 身体活動・運動

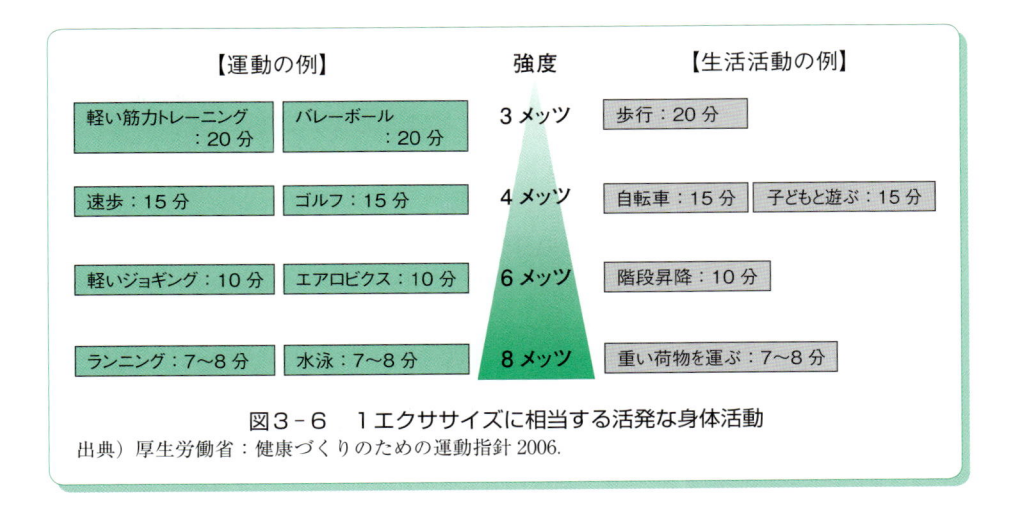

```
【運動の例】              強度        【生活活動の例】

軽い筋力トレーニング   バレーボール    3メッツ     歩行：20分
：20分              ：20分

速歩：15分          ゴルフ：15分    4メッツ     自転車：15分   子どもと遊ぶ：15分

軽いジョギング：10分  エアロビクス：10分  6メッツ    階段昇降：10分

ランニング：7〜8分   水泳：7〜8分    8メッツ     重い荷物を運ぶ：7〜8分
```

図3-6　1エクササイズに相当する活発な身体活動
出典）厚生労働省：健康づくりのための運動指針 2006.

また，身体活動の強さと量を表す単位として，身体活動の強さを**メッツ**，身体活動量を**エクササイズ**と呼ぶとしている（図3-6）。

1）メッツ（強さの単位）

身体活動の強さを，安静時の何倍に相当するかで表す単位で，座って安静にしている状態が1メッツ，普通歩行が3メッツに相当する。本基準でいう「活発な身体活動」とは，3メッツ以上の身体活動をさす。

2）エクササイズ（EX）＝（メッツ・時）（量の単位）

身体活動の量を表す単位で，身体活動の強度（メッツ）に身体活動の実施時間（時）をかけたものである。例えば，4メッツの身体活動を30分間行ったときの身体活動量は，4（メッツ）×0.5（時間）で2エクササイズとなり，より強い身体活動ほど短い時間で1エクササイズとなる。

身体活動の基準である23メッツ・時/週（**23エクササイズ**）についてもう少し具体的にみてみると，これは1日当たりに約3.3メッツ・時に相当する。強度が3メッツ以上の日常生活上の身体活動には一般的に歩行が伴っているので，歩行（約3メッツ）で換算すると1日当たり約60分の歩行（約6,000歩）に相当する。しかし日常生活においては3メッツ以下の低強度の歩行も2,000〜4,000歩程度あると考えられるのでその分を加え，実際には1日当たり約8,000〜10,000歩に相当すると考えればよい。

また，健康づくりに必要な運動量については4メッツ・時/週（週4エクササイズ）の基準値とともに，範囲として2メッツ・時/週〜10メッツ・時/週が示された。基準値は，約4メッツの運動である速歩なら約60分/週に相当し，約7メッツの運動であるジョギングやテニスならば約35分/週に相当する。運動習慣がない場合には週に2エクササイズから始め，すでに4エクササイズ実施している場合は10エクササイズを目標に運動量を増やしていくことで生活習慣病のリスクが低くなることが期待さ

れる。また内臓脂肪を減らすためには，食事摂取量を変えないまま週10エクササイズ以上の運動で効果が期待できるとしている。

さらに，健康の維持・増進に必要な体力については，全身持久力の指標である最大酸素摂取量の基準値と範囲が示された。

（2）健康づくりのための身体活動基準2013

健康づくりのための身体活動基準2013は，「健康日本21（第2次）」を推進するために，さまざまな地域や職場で広く活用されることを目指して，「健康づくりのための運動基準2006」を改定したものである。「健康日本21（第2次）」においては，ライフステージに応じた健康づくりを推進し，生活習慣病の重症化予防にも重点を置いた対策を行うこととしている。そして，次のような特徴がある。

① 身体活動（＝生活活動＋運動）全体に着目することの重要性から，「運動基準」から「身体活動基準」に名称を改めた。
② 身体活動量の増加でリスクの低減できるものとして，従来の糖尿病・循環器疾患等に加え，がんやロコモティブシンドローム・認知症が含まれた。
③ 子どもから高齢者までの基準が検討された。
④ 保健指導で運動指導安全に推進するための具体的な手順が示された。
⑤ まちづくりや職場づくりにおける保健事業の活用例が紹介されている。

表3-4　健康づくりのための身体活動基準2013の概要

血糖・血圧・脂質に関する状況		身体活動（生活活動・運動）[1]		運動		体力（うち全身持久力）
健診結果が基準範囲内	65歳以上	強度を問わず，身体活動を毎日40分（＝10メッツ・時/週）	今より少しでも増やす（例えば10分多く歩く）[4]	－	運動習慣をもつようにする（30分以上・週2日以上）[4]	－
	18～64歳	3メッツ以上の強度の身体活動[2]を毎日60分（＝23メッツ・時/週）		3メッツ以上の強度の運動[3]を毎週60分（＝4メッツ・時/週）		性・年代別に示した強度での運動を約3分間継続可能
	18歳未満	－		－		－
血糖・血圧・脂質のいずれかが保健指導レベルの者		医療機関にかかっておらず，「身体活動のリスクに関するスクリーニングシート」でリスクがないことを確認できれば，対象者が運動開始前・実施中に自ら体調確認ができるよう支援した上で，保健指導の一環としての運動指導を積極的に行う。				
リスク重複者またはすぐ受診を要する者		生活習慣病患者が積極的に運動をする際には，安全面での配慮がより特に重要になるので，まずかかりつけの医師に相談する。				

注1）『身体活動』は，『生活活動』と『運動』に分けられる。このうち，生活活動とは，日常生活における労働，家事，通勤・通学などの身体活動を指す。また，運動とは，スポーツ等の，特に体力の維持・向上を目的として計画的・意図的に実施し，継続性のある身体活動を指す。
2）『3メッツ以上の強度の身体活動』とは，歩行またはそれと同等以上の身体活動。
3）『3メッツ以上の強度の運動』とは，息が弾み汗をかく程度の運動。
4）年齢別の基準とは別に，世代共通の方向性として示したもの。
出典）厚生労働省：健康づくりのための身体活動基準2013（概要）．

そして,「健康づくりのための身体活動基準2013」の概要は**表3-4**のとおりである。すべての世代に共通する方向性として,現在の身体活動量を少しでも増やすこととし,ただちに基準の達成を求めるのではなく身体活動量の個人差に配慮した考え方が示されている。また,18～64歳と65歳以上に分けて基準が示された。

18～64歳の身体活動量の基準は「強度が3メッツ以上の身体活動を23メッツ・時/週行う。具体的には,歩行またはそれと同等以上の強度の身体活動を毎日60分行う」で,運動量の基準は「強度が3メッツ以上の運動を4メッツ・時/週行う。具体的には,息が弾み汗をかく程度の運動を毎週60分行う」である。

65歳以上の身体活動(生活活動・運動)の基準は,「強度を問わず,身体活動を10メッツ・時/週行う。具体的には,横になったままや座ったままにならなければどんな動きでもよいので,身体活動を毎日40分行う」である。

さらにすべての世代に共通する方向性も示された。身体活動の方向性としては「現在の身体活動量を,少しでも増やす。例えば,今より10分ずつ長く歩くようにする」,運動の方向性としては「運動習慣を持つようにする。具体的には,30分以上の運動を週2回以上行う」である。

健康の維持・増進に必要な体力については,性・年代別の全身持久力の基準が示された(**表3-5**)。旧基準では最大酸素摂取量(mL/kg/分)で示されていたが,今回はメッツでも表示されている。最大酸素摂取量(mL/kg/分)の値を安静時酸素摂取量3.5 mL/kg/分で除した値の単位がメッツである。

また,身体活動の量からエネルギー消費量への換算方法も次式によって示された。

エネルギー消費量(kcal)=身体活動量(メッツ・時)×体重(kg)

例えば,60 kgの人が速歩(4メッツ)を30分行った場合の消費エネルギーは,4(メッツ)× 0.5(時間)× 60(kg)= 120 kcalとなる。ただし,体重減少を目的とし,体脂肪の燃焼に必要なエネルギー消費量を求めたいときは,安静時のエネルギー消費量(1メッツ)を差し引かなければならないので,(4メッツ－1メッツ)× 0.5時間 × 60 kg = 90 kcalとなる。

表3-5 体力(全身持久力)の基準

年齢	19～39歳	40～59歳	60～69歳
男性	11.0メッツ (39 mL/kg/分)	10.0メッツ (35 mL/kg/分)	9.0メッツ (32 mL/kg/分)
女性	9.5メッツ (33 mL/kg/分)	8.5メッツ (30 mL/kg/分)	7.5メッツ (26 mL/kg/分)

注1) 表に示す強度での運動を約3分以上継続できた場合,基準を満たすと評価できる。
　2) 表中の( )内は,最大酸素摂取量。
出典)厚生労働省:健康づくりのための身体活動基準2013.

（3）健康づくりのための身体活動指針（アクティブガイド）

　さらに，国民への普及啓発の強化を図るために，身体活動・運動の重要性と身体活動量を増やすためのヒントをまとめた健康づくりのための身体活動指針（アクティブガイド）が作成された。「今より毎日10分ずつ長く歩くようにする」という新基準を＋10（プラス・テン）というわかりやすいメッセージとして打ち出している。健康寿命をのばすためには「＋10」から始めて，18～64歳では「1日60分，元気に身体を動かす（1日8,000歩が目安）」，65歳以上では「じっとしている時間を減らして，1日合計40分は動く」ことを目標とし，さらに「筋力トレーニングやスポーツなどが含まれるとなお効果的である」としている。

　身体活動には個人差が大きいため，「健康のための身体活動チェック」で各自の身体活動状況を見直してもらい，それぞれに応じた4つのアクションで身体活動をすすめやすくしている。最も運動習慣のない人びとへは「① 気づく！」で身の回りにある身体を動かす機会や環境を見つけてもらう。次に「② 始める！」で今より少しでも長く身体を動かす「＋10」を始めてもらう。「③ 達成する！」では目標値を達成して体力アップすることを目指す。そして「④ つながる！」では家族や仲間と一緒に楽しく行うことを提案している。

4. 休養・ストレス

4.1 「ストレス増加」をもたらす社会環境の変化

　ストレスという言葉は，本来は物理学の領域で「ある物体に外部から力が加わったとき，その物体に生じる歪み」をさし，その概念が医学の領域にも取り入れられ，「生体に外部からさまざまな刺激（ストレッサー）が加わったとき，その生体に生じる歪み」をストレスと呼ぶようになった。

　現代社会にはさまざまなストレッサーが存在し，現代社会は今やストレス社会といわれる。これらの状況の中から，人間の健康問題として心の健康にかかわる問題が急速に深刻化してきている。ここでは，家庭・職場，地域社会において，それぞれストレスをもたらす要因と健康障害についてまとめてみる。

（1）家庭環境の変化とストレス

　核家族の拡大にともなって育児問題がクローズアップされ，育児ノイローゼや児童虐待などが社会問題となっている。また，学歴社会を反映した受験戦争，単身赴任や家族員の生活時間のズレなどは，家族生活におけるストレス増大の要因となっている。しかも本来，家庭は憩いの場，安楽の場であるはずなのに，近年，家族崩壊等によって空虚の場となり，主婦ではキッチンドリンカー（アルコール依存症）や空の巣症候群，男性では帰宅恐怖症などが問題とされている。

(2) 職場環境の変化とストレス

職場の人間関係の複雑化や機械化に対する不適応が問題視されている。特に情報化社会を反映したコンピュータ時代の到来が新たなストレスつまり**テクノストレス**を生み出し，コンピュータ・テクノロジーに対応できない不適応症候群が指摘されている。テクノストレスには，コンピュータに対して拒絶反応するタイプと，過剰適応するタイプの2つがある。

また，職場における年功序列制や終身雇用制の崩壊，一方，実績主義や任期制・年俸制の進行などの給与体系の変化は，仕事上および生活上のストレスを増強させている。さらに，通勤圏の拡大や通勤ラッシュなどによる心身疲労の増大が問題視されている。そして，仕事中毒症，燃えつき症候群，過労死といった問題が指摘されている。

(3) 社会生活の変化とストレス

現代社会は都市化が進行し，人間関係は複雑・多様化，疎遠化している。また，農業労働も機械化が進み，かつての共同体は崩壊しつつあり，新たな地域づくりが求められている。しかも，人生80年時代になり，長い老後をどう過ごすかが重要となってきている。地域社会の中で，孤立・孤独な状態になる老後ほど不幸なことはない。

4.2　ストレスと健康

厚生労働省（旧労働省）「労働者の健康状況調査」から「強い不安，悩み，ストレスあり」の割合について，1982（昭和57）年と1997（平成9）年，2012（平成24）年の結果を比較すると，男性では52%から60%へ，女性では47%から62%へとそれぞれ増加している（図3-7）。

筆者らが2000（平成12）年に実施した首都圏の自治体労働者約2,000人を対象に行った調査では，悩みやストレスの有無別に「健康である者」「仕事のやりがい感あ

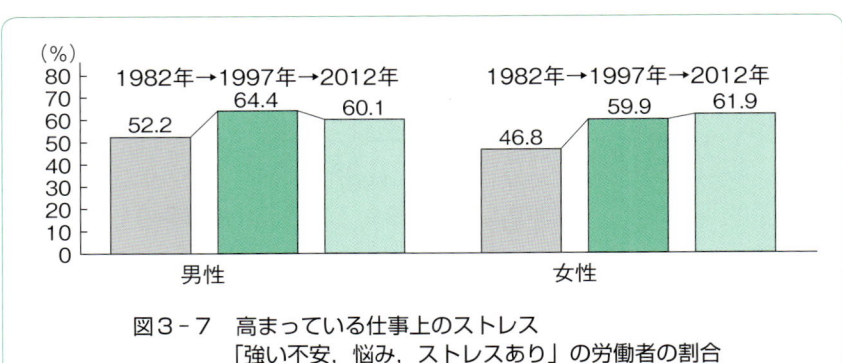

図3-7　高まっている仕事上のストレス
「強い不安，悩み，ストレスあり」の労働者の割合

男性：1982年 52.2％ → 1997年 64.4％ → 2012年 60.1％
女性：1982年 46.8％ → 1997年 59.9％ → 2012年 61.9％

資料：労働省「労働者の健康状況調査報告」（1982年，1997年），厚生労働省「労働者健康状況調査結果の概要」（2012年）

り の者」の割合をみると,いずれの割合も「ストレスあり」は「ストレスなし」に比べて低い結果である(図3-8)。

また,労働省の「労働者の健康状況調査」でも,職場ストレス「あり」は「なし」より「健康である」という者が少なく,逆に,普段の仕事で「身体が疲れる」「神経が疲れる」という者,また「翌朝まで疲れを持ちこす」という者がそれぞれに多い。そこで,職場ストレスに打ち勝つための心の健康増進が必要である。

ところで,ストレスはすべてが悪いというものではない。適度なストレスは適応力や抵抗力の向上につながる。例えば,テストがあるから勉強したり,仕事上のノルマ等があるから頑張ったりするという場合,受験勉強や仕事上のノルマは適度なストレスとなる。しかし,受験地獄なる状況に追い込まれたり,過度なノルマを課され続けたりすれば,体調を崩すことになる。つまり,過度なストレス状態に置かれると健康障害に陥る。

また最近,**がんとストレス**との関係も強調されている。過度なストレスそのものが身体の免疫機能を低下させ,発がんを促進するといわれる。例えば,体内のリンパ球にはNK(ナチュラル・キラー)細胞やキラーT細胞(K細胞)などのように,がん細胞やウイルスを破壊したり除去したりする能力をもつ細胞が存在している。しかし,それらのリンパ球は強いストレスを受け続けると減少するといわれ,その結果,がん細胞が増殖するのを防げないといわれる(p.74参照)。

ちなみに,阪神・淡路大震災の被災者を対象に,被災後1年余を経た時点で,現在の精神状態を「安定している」「やや不安定」「不安定である」と答えた3群についてみると,まだ「不安定である」と答えた人のNK細胞活性は,「安定している」と答

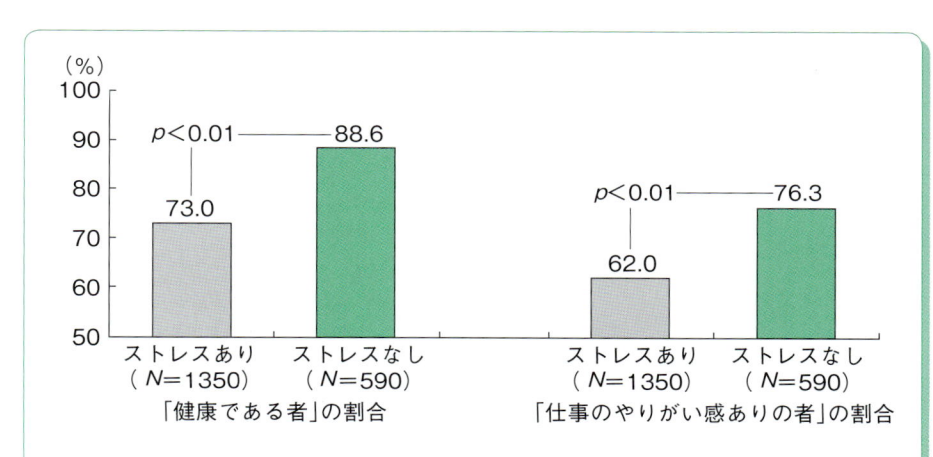

図3-8 悩みやストレスの有無別「健康である者」および「仕事のやりがい感ありの者」の割合(%)

注)「自覚症状得点」と「仕事後の無気力感あり」については,「ストレスあり」の方が「なし」より,有意に高かった。
出典 自治体労働安全研究会・調査プロジェクト:自治体労働者の健康と食生活及びライフスタイルに関する実態調査報告書,全日本自治団体労働組合,2001.

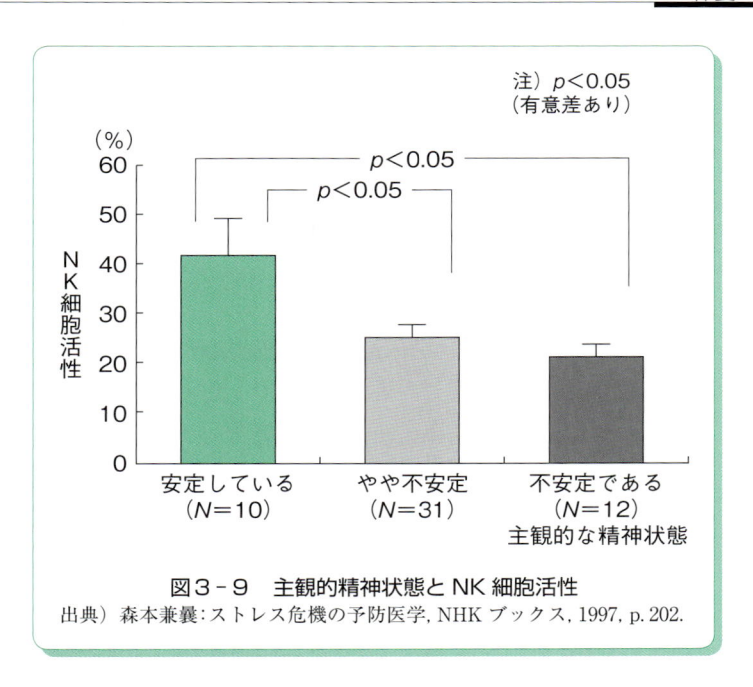

図3-9 主観的精神状態とNK細胞活性
出典）森本兼襄：ストレス危機の予防医学, NHKブックス, 1997, p.202.

えた人に比べて2分の1以下に低下している（図3-9）。

4.3　健康増進と休養・ストレス管理
(1) 疲労と積極的な休養

　疲労することは，単なる体力の消耗と考えるのは間違いである。疲労するということは，休養を必要とすることを知らせるサインである。また，疲労しやすいということは，身体の働きの衰えや不調を知らせるサインである。疲労は，一晩で回復しないと，しだいに積み重なって蓄積される。1週間の疲労がその週の休日に解消されればよいが，解消されずにいると慢性疲労に陥る。慢性疲労の状態は，短期間の休養では回復しないばかりか，心身の機能にも障害を与えることになる。したがって，疲労の状態を早期に把握することが必要である。

　疲労すれば速やかに休養することが重要となる。休養には，文字どおり「休むこと」と「養うこと」という内容が含まれる。「休むこと」は，働くこと等から解放され，心身の疲労を回復させることである。「養うこと」は，休むことによって得られた時間に，明日への活力などを養うことであり，人間性の育成や社会・文化活動，創作活動などを通じて自己実現を図ることを含むものである。

　休養は，休む時間に応じてその呼称が異なり，休息，休憩，私的時間，週休，休暇に分類される。また，それぞれの休む時間に養われることが期待される内容も異なる。休養の考え方が重要となっている。

　現代社会は，健康をおびやかすストレスが増加の一途にある。そのため，作業中断としての一時的な休息や休憩では対応できない状況になっている。一時的な休息や休

憩を消極的な休養とすれば，積極的な休養を実践することが重要となってきている。
積極的な休養とは，作業中断としての一時的な休息や休憩ばかりでなく，週休や休暇を趣味活動，社会活動，運動などにあてて，生活を楽しみ人間らしく生きることにより，明日へのエネルギーを補充するための行動を含むのである。つまり，積極的な休養は，単に「休むこと」のみではなく，「養うこと」という側面をもっと重視する考え方だといえよう。

（2）健康づくりのための休養指針・睡眠指針

身体や精神が疲労したりストレスを感じたりすると休養が必要である。そして，ストレス社会といわれる現代社会では，積極的な休養が求められている。厚生労働省でも1994（平成6）年に健康づくりのための休養指針を提示している。つまり，「生活にリズムを」「ゆとりの時間でみのりある休養を」「生活の中にオアシスを」「出合いときずなで豊かな人生を」ということであり，休養を生活や人生の中で積極的に位置づけている（表3-6）。

また，睡眠は生活習慣の一部であり，睡眠についての適切な知識の普及を目的として，2003（平成15）年3月に健康づくりのための睡眠指針が策定され，さらに2014（平成26）年に健康づくりのための睡眠指針2014が改定版として策定された（表3-7）。

表3-6　健康づくりのための休養指針

1. 生活にリズムを
   - 早めに気付こう，自分のストレスに
   - 睡眠は気持ちよい目覚めがバロメーター
   - 入浴で，からだもこころもリフレッシュ
   - 旅に出掛けて，こころの切り換えを
   - 休養と仕事のバランスで能率アップと過労防止
2. ゆとりの時間でみのりある休養を
   - 1日30分，自分の時間をみつけよう
   - 活かそう休暇を，真の休養に
   - ゆとりの中に，楽しみや生きがいを
3. 生活の中にオアシスを
   - 身近な中にもいこいの大切さ
   - 食事空間にもバラエティを
   - 自然とのふれあいで感じよう，健康の息吹を
4. 出会いときずなで豊かな人生を
   - 見出そう，楽しく無理のない社会参加
   - きずなの中ではぐくむ，クリエイティブ・ライフ

（厚生省，1994）

表3-7　健康づくりのための睡眠指針2014
〜睡眠12箇条〜

第1条　良い睡眠で，からだもこころも健康に。
第2条　適度な運動，しっかり朝食，ねむりとめざめのメリハリを。
第3条　良い睡眠は，生活習慣病予防につながります。
第4条　睡眠による休養感は，こころの健康に重要です。
第5条　年齢や季節に応じて，ひるまの眠気で困らない程度の睡眠を。
第6条　良い睡眠のためには，環境づくりも重要です。
第7条　若年世代は夜更かし避けて，体内時計のリズムを保つ。
第8条　勤労世代の疲労回復・能率アップに，毎日十分な睡眠を。
第9条　熟年世代は朝晩メリハリ，ひるまに適度な運動で良い睡眠。
第10条　眠くなってから寝床に入り，起きる時刻は遅らせない。
第11条　いつもと違う睡眠には，要注意。
第12条　眠れない，その苦しみをかかえずに，専門家に相談を。

（厚生労働省，2014）

5. 喫煙・飲酒

　喫煙や過度な飲酒は，従来から健康上多くの問題点が指摘され，「健康日本21」でも生活習慣病予防の観点から重視されている。喫煙や飲酒の健康上の問題は，古くて新しい問題だといえる。

5.1 喫　　煙

（1）喫煙の健康影響

　たばこの煙にはわかっているだけでも4,000種以上の化学物質が含まれ，ベンゾピレンなど60種以上は発がん物質および発がん促進物質が含まれている。

　そのために，喫煙により循環器系に対する急性影響がみられるほか，喫煙者では非喫煙者に比べて肺がんをはじめ，各種のがんの死亡率が高くなる。男性の部位別がん死亡率は今や肺がんが最も高く，男性の肺がん死亡率は，喫煙者は非喫煙者より4倍以上も高い。女性でも2倍以上高い。喉頭がんは，男性の喫煙者は非喫煙者より30倍以上も高い死亡率となっている（表3-8）。

　また，喫煙者は非喫煙者に比べて心疾患の死亡率（図3-10）も，脳血管疾患の死亡率（図3-11）も高い。特に21本以上の喫煙者では非喫煙者に比べて，心疾患が7倍以上，脳血管疾患が4倍以上高くなっている。

　さらに，喫煙は，慢性気管支炎・肺気腫などの呼吸器系の疾患，胃・十二指腸潰瘍

表3-8　日本における喫煙とがん死亡についての相対危険度

部　位	男	女
全部位	1.65	1.32
口腔・咽頭	3.00	1.05
喉　頭	32.50	3.29
食　道	2.24	1.75
胃	1.45	1.18
肺	4.45	2.34
結　腸	1.27	0.84
肝	1.50	1.66
胆嚢胆管	1.23	1.32
膵	1.56	1.44
膀　胱	1.61	2.29
女性乳房		1.28
子宮頸部		1.57
卵　巣		1.19

注）6府県コホート研究 265,118人（1966～1982）。
　　相対危険度は，非喫煙者を1とした場合の現在喫煙者のリスク（一部略）。
出典）喫煙と健康問題に関する検討会報告書：喫煙と健康，保健同人社，2002.

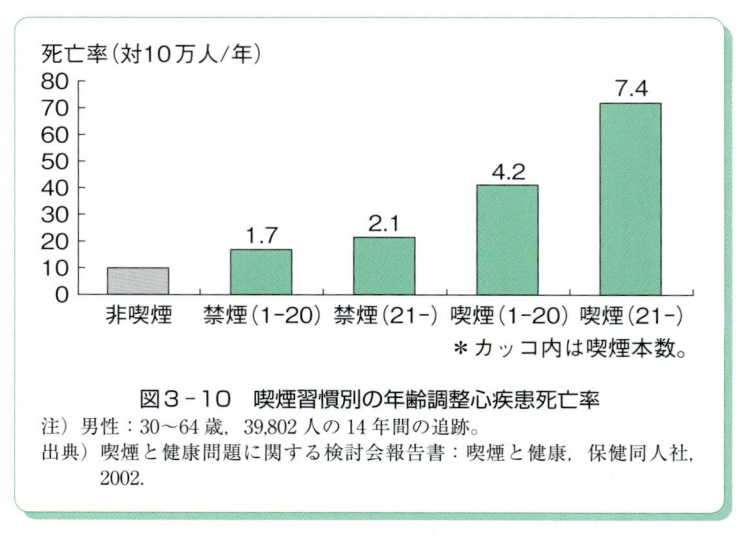

図3-10　喫煙習慣別の年齢調整心疾患死亡率
注）男性：30～64歳，39,802人の14年間の追跡。
出典）喫煙と健康問題に関する検討会報告書：喫煙と健康，保健同人社，2002.

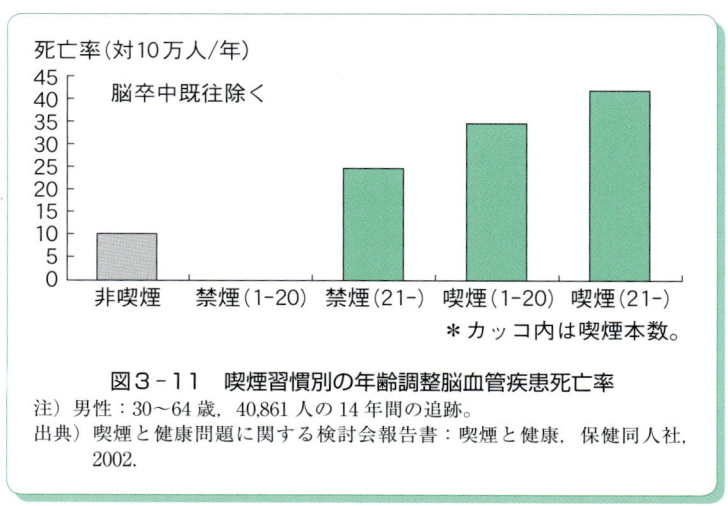

図3-11　喫煙習慣別の年齢調整脳血管疾患死亡率
注）男性：30～64歳，40,861人の14年間の追跡。
出典）喫煙と健康問題に関する検討会報告書：喫煙と健康，保健同人社，2002.

　などの消化器系の疾患，そのほか種々の疾患の危険率を増大させる。妊産婦が喫煙した場合には低出生体重児，早産，妊娠合併症の危険率が高くなる。

　さらにまた，喫煙は，各種の疾病の危険率を高くするだけでなく，日常生活における自覚的健康感や自覚症状等にも影響を及ぼす。図3-12は，筆者らが2000（平成12）年に実施した首都圏の自治体労働者約2,000人を対象に行った調査で，喫煙状況別に自覚的健康感（健康であると思っているか）をみたものである。「健康である」という者は，「吸っていたがやめた」という者で最も低い（自覚症状でも同様な傾向がある：注2）参照）。たばこを「やめた」者で健康者が最も少ないというのは，健康を損ねて吸えなくなった者が「やめた」者に多いと考えるべきである。このことは，喫煙本数が多いほど健康者が少なくなるということと合わせて重視する必要がある。

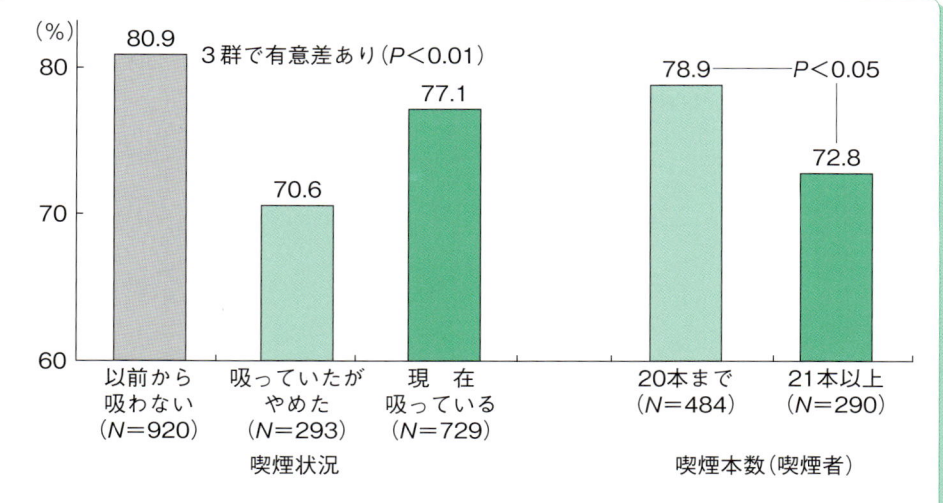

図3-12 喫煙状況および喫煙本数別「健康である者」の割合（％）

注1）喫煙状況別「自覚症状得点」については，女性において「現在吸っている」ほうが「以前から吸わない」ほうより，また，40歳未満では「吸っていたがやめた」ほうが「現在吸っている」ほうより得点が有意に高かった。
2）喫煙本数別「自覚症状得点」については，男性において「21本以上」のほうが「20本まで」のほうより得点が有意に高かった。

出典）自治体労働安全研究会・調査プロジェクト：自治体労働者の健康と食生活及びライフスタイルに関する実態調査報告書，全日本自治団体労働組合，2001.

たばこの煙には，喫煙者が口から吸い込む主流煙と，たばこの火元から立ちこもる副流煙とがある。いずれの煙も大きな健康影響がある。また，喫煙者が口から煙を吸い込むことを能動喫煙，非喫煙者が喫煙者の煙を吸わされることを受動喫煙というが，今や「能動喫煙」のみではなく「受動喫煙」の健康影響が大きく指摘されている。例えば，夫（父親）が家庭内で喫煙していると，たばこを吸わない妻（子ども）の健康にも影響を及ぼすし，また，職場に喫煙者がいると，その煙の影響は同室内の非喫煙者にも喫煙者と同様な健康影響がある。

（2）喫煙の状況

日本たばこ産業調べによるわが国の20歳以上の喫煙者率は，2018（平成30）年には男性27.8％，女性8.7％である（本調査は2018年で終了）。経年的にみると，女性はほぼ横ばいであるが，男性は低下傾向にある（図3-13）。しかし，他の先進諸国の成人喫煙者率に比較すると，男性は低下傾向にあるとはいえ，まだ高い喫煙率である。女性は他の先進諸国より低く横ばいに推移している[5]。しかし，20歳代，30歳代の若い女性の喫煙率は近年上昇していることが問題視されている。

また，中学・高校生を対象とした喫煙実態調査（未成年者の喫煙および飲酒行動に関する全国調査）によると，この30日間に1日以上たばこを吸ったことがある者の割合は，男女とも低下傾向がみられる。なお，同割合は2014（平成26）年度には中

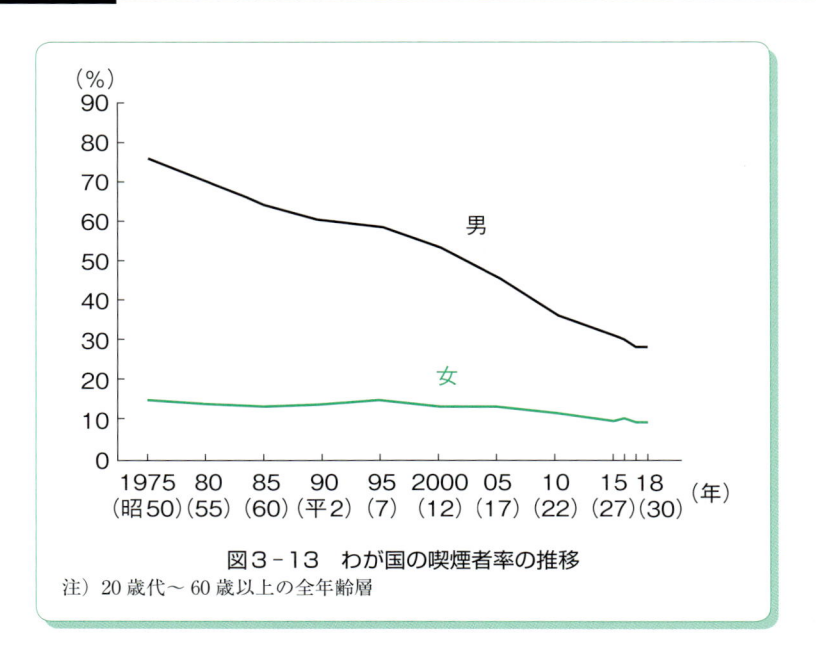

図3-13　わが国の喫煙者率の推移
注）20歳代～60歳以上の全年齢層

学1年では男子1.0％，女子0.3％であり，高校3年では男子4.6％，女子で1.5％である[6]。

（3）喫 煙 対 策

　WHOでは早くから喫煙の問題に取り組んでいる。1980（昭和55）年には世界保健デーのテーマを「喫煙か健康か：選ぶのはあなた」として，反喫煙キャンペーンを行い，その後，WHO発足40周年にあたる1988（昭和63）年4月7日を第1回世界禁煙デーとし，翌1989（平成元）年からは5月31日を世界禁煙デーと定め，年ごとのスローガンを決めて喫煙対策の推進を各国に呼びかけている。例えば，「たばこか健康か－健康を選ぼう」（1988年），「プラスされる女性喫煙者への害」（1989年），「子供に無煙環境を」（1990年），「公共の場所や交通機関は禁煙に」（1991年），「たばこのない職場－もっと健康にもっと安全に」（1992年）などのスローガンがあり，2003（平成15）年には「たばことは無縁の映画やファッションへ」となっている。

　そして，1992（平成4）年からは，世界禁煙デーを初日とする1週間を禁煙週間と定め，シンポジウムの開催，関係団体への周知など一層の啓発普及を進めている。2013（平成25）年度の世界禁煙週間のテーマは「たばこによる健康影響を正しく理解しよう」である。

　また，2003（平成15）年5月には，WHO総会においてたばこの規制に関する世界保健機関枠組条約（略称，たばこ規制枠組条約）が採択された。その内容には，20歳未満の者への販売規制については，国内法に基づき，20歳未満の者が自動販売機を利用できないようにするなどの措置をとるということが盛り込まれ，また，条約発

効後，3年以内にたばこの包装の主要面30％以上を警告表示に充てることとしている。わが国でも2004（平成16）年6月に同条約に批准し，現在わが国で販売されているすべてのたばこにこうした表示がなされるようになった。

このような状況の中で，わが国でも近年急速に喫煙の健康影響への関心が広まり，1986（昭和61）年に厚生省の公衆衛生審議会の中に「禁煙と健康に関する専門委員会」が設置され，1987（昭和62）年に初めて体系的な『喫煙と健康に関する報告書』が出された。1993（平成5）年にはその後のさまざまな研究成果などが盛り込まれた第2版の『喫煙と健康に関する報告書』が出された。

これらの報告書を受けて，1995（平成7）年にはわが国の喫煙対策を総合的に検討した結果として，「たばこ行動計画検討会報告書」が作成された。その主な内容は大きく3項目にまとめられ，①防煙：たばこを吸わない世代づくり，②禁煙：喫煙者の禁煙支援，③分煙：非喫煙者の保護，である。そして，具体的な喫煙対策が推進されるようになってきた。なお，直近では2016（平成28）年に「喫煙の健康影響に関する検討会報告書」が出されている。

また，厚生省では1998（平成10）年2月から，21世紀のたばこ対策検討会を開催し，たばこは嗜好品であるという従来の社会通念と非喫煙者対喫煙者という対立の構図から脱却し，有害かつ依存性物質を含むたばこに対し，危険性の評価と管理の観点からのたばこ対策について検討した。これを受けて「健康日本21」においても，たばこを重点課題のひとつとしてとり上げて，取り組むべき具体的な目標が提示された。

そして，2003（平成15）年5月には健康増進法が施行され，同法を受けて，健康局長通知「受動喫煙防止対策について」が出された。その中で，学校や病院，事務所，官公庁施設，飲食店など多数の者が利用する施設について，「施設を管理する者は，これらを利用する者について，受動喫煙を防止するために必要な措置を講ずるよう努めなければならない」ということが明記されるようになった。2018年（平成30）年の同法改正により，受動喫煙対策はさらに強化されている。

また，禁煙希望のあるニコチン依存症患者に対する一定期間の禁煙指導について，2006（平成18）年度診療報酬改定において，ニコチン依存症管理料が新設され，医療保険による禁煙支援の推進が図られている。

5.2　飲　　酒

（1）飲酒と健康問題

飲酒に起因する健康障害は，アルコール精神病やアルコール依存症のほか，肝疾患，脳卒中，高血圧症，糖尿病等の身体疾患がある。また，飲酒に関連した問題として，交通事故をはじめ，犯罪，労働災害，家庭崩壊等の多くの社会問題がある。これらアルコールに関連した問題に対して，WHOは1976（昭和51）年にアルコール関連問題と称し，その総合的な対策を提案している。

ライフステージに対応した飲酒問題も大きな社会問題である。まず，未成年者（20

歳未満の者）の飲酒問題がある。わが国では1922（大正11）年に**未成年者飲酒禁止法**（2022（令和4）年4月の改正民法施行において，成年年齢が18歳に引き下げられたことに伴い，「二十歳未満ノ者ノ飲酒ノ禁止ニ関スル法律」に題名改正）が制定され，20歳未満の飲酒が禁止されている。しかし，20歳未満の飲酒問題はいまだ大きな社会問題である。20歳未満は成長盛んで，未成熟の時期であり，飲酒はその健康的な発育・発達に重要な影響があるばかりでなく，成人後の健康影響も懸念される。

　また，女性の飲酒も飲酒者の増加とともに問題視されている。まず**妊婦の飲酒**があり，胎児の健全な発育への影響のみではなく，妊婦自身への健康影響が問題視されている。そのほか，近年の家族崩壊等の問題と相まって主婦のキッチンドリンカーや風俗業等に従事する女性のアルコール依存症が問題とされている。

　さらに，高齢社会の進行により，**高齢者の常習的飲酒問題**などが新たな社会問題となってきている。高齢者が現役引退後，何もしないでぶらぶら日々を過ごすようになると，また，ひとり暮らし等を強いられ社会的な孤立状態になると，常習的飲酒に陥りやすいものである。

（2）飲酒の状況

　わが国のアルコール消費量は，経済成長，国民所得の増加，生活様式の変化等によって急激に増加してきた。しかも，従来飲酒機会の少なかった女性の飲酒習慣の普及などに伴って増加傾向を保っていたが，近年はやや低下傾向を示し，今や横ばいで推移している。

　ちなみに，**飲酒習慣**のある者（週に3日以上飲酒し，1日1合以上飲酒する者）の割合をみると，男性では2003（平成15）年37.4％，2011（平成23）年35.1％，2019（令和元）年33.9％である。女性は同年で6.6％，7.7％，8.8％となっている。なお，年齢階級別では男性の50歳代〜60歳代では40％を超えている[7]。

　一方，患者調査（厚生労働省）によれば，アルコール依存症の総患者数は，2002（平成14）年には4.2万人，2011（平成23）年には3.7万人，2017（平成29）年には4.6万人となっている[8]。

（3）飲酒対策

　飲酒は適度ならむしろ健康の確保に好ましい影響をもたらすといわれる。しかし，多量飲酒はその健康影響が問題である。WHOでは，飲酒の健康影響を「アルコール関連問題」と称し，その総合的な対策を提案していることは前記した。そして，特に青少年の飲酒を禁止し，妊婦の飲酒を制限するよう働きかけている。また，青少年の飲酒禁止については，自動販売機の撤廃やアルコール飲料の広告規制について検討するよう各国に勧告している。

　わが国では公衆衛生審議会が1985（昭和60）年に「アルコール関連問題対策に関する意見」を示し，1993（平成5）年には同審議会のアルコール関連問題専門委員会

が，当面のアルコール関連問題の予防対策について提言をまとめた。その主な内容は，アルコールに対する健康教育・相談の充実，適正飲酒の知識の普及，未成年者飲酒禁止法の趣旨の徹底がとりあげられた。また，アルコール飲料の販売ならびに提供の面から対策の必要性が指摘された。そして，アルコール飲料は対面販売が望ましいこと，酒類の自販機は撤廃する方向で検討すべきことが強調されている。

さらに，1995（平成7）年7月に国税庁が酒類の自動販売機に関する通知を出し，2000（平成12）年8月には「未成年者の飲酒防止対策および酒類販売の公正な取引環境の整備に関する施策大綱」が発表され，アルコールに関する対策が講じられている。「健康日本21」でもアルコールの分野がとり上げられている。

従来のアルコール関連問題対策は，アルコール精神病やアルコール依存症に対する医療をはじめ，交通事故や犯罪等のアルコール関連問題の対策に重点が置かれてきたが，適正飲酒の普及や問題飲酒者の早期発見・早期対応にも力が注がれるようになってきている。つまり，その基本的な考え方は，①予防対策を重視し，知識の普及，未成年者が安易に飲酒をしないような社会環境を整備する，②専門医療機関の整備のほか，医療機関と精神保健福祉センター，保健所等との有機的連携を図る，③回

表3-9 アルコール血中濃度（％）と酔態

	血中濃度（％）	酒量	酔いの状態
そう快期	0.02 〜 0.04	日本酒　（〜1合） ビール　大びん（〜1本） ウイスキー　シングル（〜2杯）	・気分さわやか ・皮膚が赤くなる ・陽気になる ・判断力がややにぶる
初期ほろ酔い	0.05 〜 0.10	日本酒　（1合〜2合） ビール　大びん（1〜2本） ウイスキー　シングル（2〜5杯）	・ほろ酔い気分 ・手の動きが活発になる ・抑制がとれる ・体温上昇，脈が速くなる
極期ほろ酔い	0.11 〜 0.15	日本酒　（3合） ビール　大びん（3本） ウイスキー　シングル（6〜7杯）	・気が大きくなる ・大声でがなりたてる ・怒りっぽくなる ・立てばふらつく
酩酊期	0.16 〜 0.30	日本酒　（5合） ビール　大びん（5〜7本） ウイスキー　ダブル（5杯）	・千鳥足 ・何度も同じことを繰り返ししゃべる ・呼吸が速くなる ・嘔気・嘔吐
泥酔期	0.31 〜 0.40	日本酒　（7合〜1升） ビール　大びん（8〜10本） ウイスキー　ボトル（1本）	・まともに立てない ・意識混濁 ・言語も支離滅裂
昏睡期	0.41 〜 0.50	日本酒　（1升以上） ウイスキー　ボトル（1本以上）	・ゆり動かしても起きない ・大小便はたれ流し ・呼吸はゆっくりと深い ・死亡

出典）アルコール健康医学協会

復途中にあるアルコール依存症者を地域で断酒継続を支援する体制を整備する，ということである。

そして，わが国は日常的に飲酒機会の多い国であるため，適正飲酒に関する知識の普及は重要だといえる。適正飲酒については，アルコール血中濃度と酔態との関係（表3-9）に留意することである。ただし，適正な飲酒量は人それぞれ異なり，酔いの状態や酒の強弱も個人差があることをよく理解することが必要である。

第3章　まとめ

❶ 生活習慣病は，食生活，喫煙，飲酒，運動，休養などの生活習慣要因が，疾病の発症およびその予後に関与する疾病群である。

❷ 栄養とは生体が必要なエネルギーを確保しその生命活動を維持することであり，栄養状態とは，生体が食物を取り入れてそれを代謝する状態のことである。

❸ 栄養の偏りをもたらす食生活の変化には，個食の増加・調理時間の短縮化，外食・欠食の状況，加工調理済み食品・インスタント食品などの増加，噛まず食い・早食い・むら食い・ながら食いなどが考えられる。

❹ 1人1日当たりの栄養素等の摂取量をみると，2000年以降エネルギーは約1,900 kcalで推移し，たんぱく質は約70 g，脂質は約60 gとなり，双方とも動物性が約50％ずつとなっている。

❺ エネルギーのPFC比は，P（たんぱく質）15％，F（脂質）25％，C（炭水化物）60％となっているが，近年脂質は増加傾向にある。

❻ 動物性食品は1970年代にかけて急増し，その後，魚介類，卵類は横ばい，乳・乳製品，肉類は穏やかな増加を示している。

❼ 食塩摂取量は男性で11 g/日，女性で10 g/日を下回り，今や食塩摂取の目標量は男性7.5 g/日，女性6.5 g/日未満とされている。

❽ 栄養・食生活に関する健康増進対策として，「日本人の食事摂取基準」「健康づくりのための食生活指針」「食事バランスガイド」などが提示されている。

❾ 「日本人の食事摂取基準（2020年版）」では，エネルギーでは推定エネルギー必要量が，栄養素では推定平均必要量，推奨量，目安量，目標量，耐容上限量が設定されている。

❿ 「食事バランスガイド」では，食事バランスの全体が「コマ」のイラストで表現され，1日の目安量を料理の区分別に提示されている。

⓫ 健康日本21の最終報告によると，策定時に比較して日常生活の歩数は約1,000歩減少している。運動を心がけている人の割合は増加がみられたが，運動習慣者の割合は変わらなかった。

⓬ 「健康づくりのための運動基準2006」ならびに「健康づくりのための運動指針2006（エクササイズガイド2006）」では，「週に23エクササイズ以上の活発な身体活動（運動・生活活動）を行い，そのうちの4エクササイズ以上は活発な運動を行う」ことを目標としている。

⓭ 「健康づくりのための身体活動基準2013」では，18～64歳と65歳以上それぞれに基準値が示されたほか，世代共通の方向性として，「今よりも（身体活動量を）少しでも増やす」（＋10〔プラス・テン〕）が示された。

⓮ 現代社会はストレス社会といわれ，ストレス増加の要因としての家庭環境，職場環境，社会生活の変化などがみられる。

⑮ コンピュータ時代の到来によって，コンピュータ・テクノロジーに対応できない不適応症候群つまり「テクノストレス」が新たなストレスとして問題視されている。
⑯ 過度なストレスは身体の免疫機能を低下させ，健康障害やがんの発症をもたらす。
⑰ 疲労は休養を必要とする身体のサインであり，疲労すれば速やかに休養することが重要である。
⑱ 休養には休むことと養うことが含まれるが，現代ストレス社会にあっては，単に休むことのみではなく，養うことという側面をもっと重視する「積極的な休養」が重要となっている。
⑲ 休養・こころの健康では，健康づくりのための「休養指針」「睡眠指針」が提示されている。
⑳ 健康阻害要因としての喫煙・飲酒の問題が増大している。
㉑ たばこの煙には主流煙と副流煙があり，喫煙には能動喫煙と受動喫煙がある。
㉒ WHO では世界禁煙デー・禁煙週間を設定し，また，たばこ規制枠組み条約を採択し，喫煙対策の推進を各国に呼びかけている。
㉓ わが国の喫煙対策として，防煙（たばこを吸わない世代づくり），禁煙（喫煙者の禁煙支援），分煙（非喫煙者の保護）がある。
㉔ 禁煙希望する喫煙者に対するニコチン依存症管理料が，医療保険の給付対象とされている。
㉕ WHO ではアルコールに関連した各種疾病や社会問題を「アルコール関連問題」と称し，その総合的な対策を提案している。

文献

1) 内閣府：平成 19 年版 国民生活白書，2007.
2) 厚生労働省：令和元年国民健康・栄養調査報告，2020.
3) 厚生労働省：令和元年国民健康・栄養調査報告，2020.
4) 厚生労働省：令和元年国民健康・栄養調査結果の概要，2020.
5) 厚生労働統計協会：国民衛生の動向 2021/2022，p. 104，2021.
6) 厚生労働統計協会：国民衛生の動向 2016/2017，p. 106，2016.
7) 厚生労働省：平成 29 年国民健康・栄養調査報告，2018 および令和元年国民健康・栄養調査報告，2020.
8) 厚生労働省：アルコール健康障害に係る参考資料，2019.

第 4 章
健康を阻害する疾病の予防

1. 疾病予防の3段階

　疾病構造が感染症から生活習慣病中心になってくると，疾病の自然史に対応した包括的・総合的な疾病予防の考え方が求められる。

　生活習慣病を予防するには，健康の保持・増進から疾病の早期発見・早期治療，リハビリテーションを包括的に実施することが重要となる。そこで，予防の段階的な考え方が提唱されている（表4-1）。つまり，予防の第1段階（一次予防），第2段階（二次予防），第3段階（三次予防）である。以下においてそれぞれの概要を述べる。

1.1　一次予防：健康増進と特殊予防

　一次予防は，「健康増進」「特殊予防」を目的とした予防対策である。

（1）健康増進

　成長段階に応じた良好な栄養，適度な運動，生活習慣の確立などである。

表4-1　疾病予防の段階と対策

疾病自然史	病原—主体—環境の相互作用→刺激の主体（人）における反応→ ｜ →刺激の形成→疾病初期→初期障害の認知→進展した病気→回復期				
健康状態	疾病前期		疾病期		
予防の段階	予防の第1段階 （一次予防）		予防の第2段階 （二次予防）	予防の第3段階 （三次予防）	
目的	健康増進	特殊予防	早期発見・ 早期治療	障害および 悪化防止	リハビリ テーション
対策	・健康教育 ・成長段階に応じた良好な栄養 ・適度な運動 ・適切な休養 ・生活環境の改善 ・健康習慣の確立 ・結婚相談 ほか	・予防接種 ・個人や環境の衛生 ・災害や職業病の防止 ・特殊栄養 ・発がん性物質への暴露防止 ・アレルギー性物質の除去 ほか	・集団健診（スクリーニング） ・精密検査および人間ドック ・事後指導および保健指導 ・感染症蔓延防止 ほか	・早期回復のための適正処置および治療 ・適切なサービスおよび施設の利用 ・合併症の防止 ・疾病悪化防止 ほか	・機能回復訓練および残存能力の訓練 ・適正配置および雇用促進 ・身障者への社会的偏見の除去 ほか

出典）Clark & Leavell. より一部改変.

（2）特殊予防

予防接種，個人や環境の衛生（かぜ予防のために帰宅後のうがいや手洗いなど），災害や職業病の防止，特殊栄養（骨粗しょう症予防のためにカルシウムを多く含む牛乳等をよく摂取するなど），発がん性物質への暴露防止，アレルギー性物質の除去などである。

（3）一次予防の２つの方法

生活習慣病の一次予防には２つの方法がある。つまり，発症の危険率が高い人（ハイリスク群）を発見し管理することと，集団全体の危険率を低下させることである（図４-１）。

ハイリスク群を発見・管理するということはハイリスク・アプローチといわれる。例えば，健診によって血圧のスクリーニング（p. 117参照）を行い，その異常者（血圧高値）を発見する。そして，その血圧高値者が高血圧（ハイリスク群）と判断されれば，その血圧管理を徹底する。そのことで，高血圧者からの脳血管疾患などの発症を予防しようとする。かつて，日本人に多かった脳血管疾患のうち脳出血は高血圧が大きくかかわっていたのであり，高血圧者の血圧管理を徹底することが，脳血管疾患の減少に寄与してきたといえる。

一方，集団全体の危険率を低下させるということは，ポピュレーション（集団）・アプローチといわれる。高血圧者をも含め集団全体の血圧を少しでも下げ，集団全体の循環器疾患の発症を減らそうというものである。それは，脳血管疾患などは高血圧者のみから発症するのではなく，境界域や正常の血圧者からも発症するからである。

集団の多くの人が循環器疾患予防のための生活習慣を実践できれば，脳血管疾患などの循環器疾患の発症は低下させることができる。例えば，食生活の改善や減塩を地域ぐるみで展開することなどである。

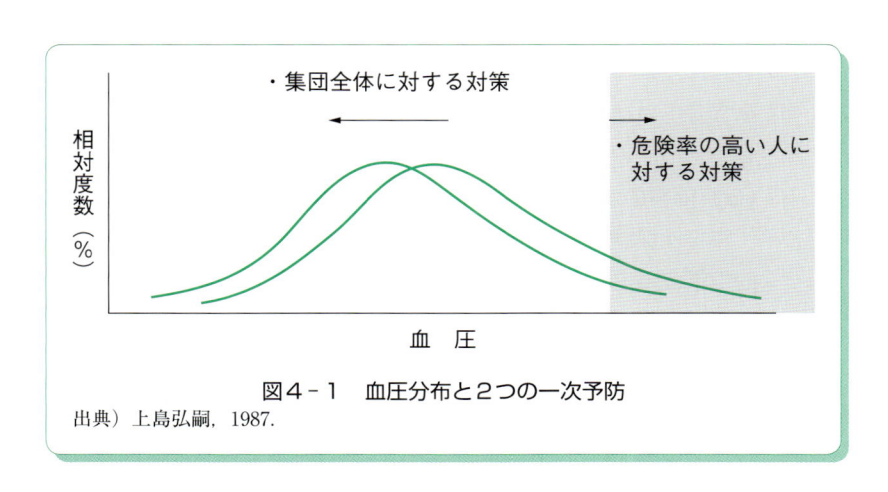

図４-１　血圧分布と２つの一次予防
出典）上島弘嗣，1987.

1.2　二次予防：早期発見・早期治療

二次予防とは，疾病の早期発見・早期治療を目的とした予防対策である。その対策としては集団健診（スクリーニング），精密検査および人間ドックなどである（p. 116参照）。

その意図することは，①早期病的変化の発見である。例えば，がんの場合ではできるだけ早期がんの状態で発見することである。

また，②疾病の危険因子（リスクファクター）の早期発見を含む。例えば，血圧値，血清脂質値，血糖値などを的確に把握する。そして，③事後指導としての保健指導によって生活習慣の改善を図ることで，疾病を予防することである。

1.3　三次予防：障害および悪化防止とリハビリテーション

三次予防とは，障害および悪化防止，リハビリテーションを目的とした予防対策である。

（1）障害および悪化防止

早期回復のための適正処置および治療，適切なサービスおよび施設の利用，合併症の防止，疾病悪化防止などである。

早期回復のための適正処置および治療という場合，例えば，疾病の発作などで救急搬送されるという場合，救命処置しかできない医療施設に搬送されるか，救命処置後に速やかに障害防止のための適切な処置もできる施設に搬送されるかは，その予後に大きな影響がある。また，適切なサービスおよび施設の利用という場合，例えば，入った施設が日中寝かせきりにする施設か，日中はできるだけ起こしておくような処置をする施設であるかは，予後に大きな関係がある。

（2）リハビリテーション

リハビリテーションは早期的かつ継続的に実施することによって，機能回復および機能マヒの軽度化が図られ，また，マヒ機能を補う残存能力を高めることができる。さらに，社会および職場への復帰を図るためには職場での適正配置および雇用促進，障害者への社会的偏見を除去することが重要である。

（3）障害の"階層性"

障害は機能障害，能力障害，社会的不利という3段階でとらえることができる。機能障害は臓器レベルでとらえた障害，能力障害は人間個体レベルでとらえた障害，社会的不利は社会的レベルでとらえた障害である（図4-2）。

例えば，脳血管疾患による同じ程度の器質的な半身マヒ（同じ機能障害）でも，その人が意欲的に機能訓練を受けるかどうかによって能力障害は異なる。また，同じ車イス利用者（同じ能力障害）でも，その障害者に対する社会的偏見や生活環境の不備

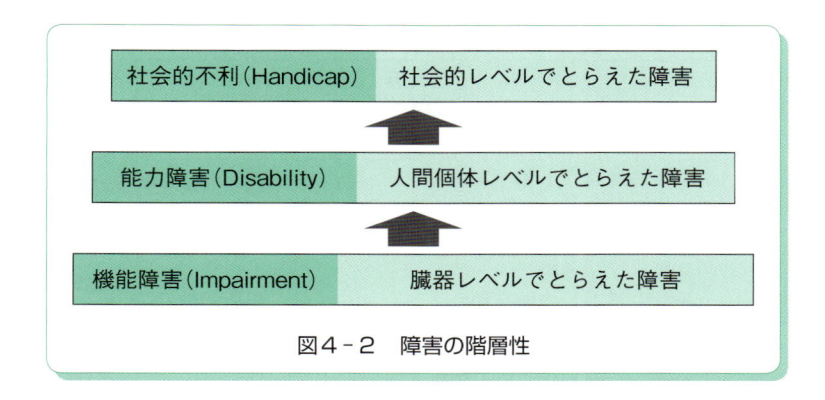

```
┌─────────────────────────────────────────────────┐
│  社会的不利（Handicap）   社会的レベルでとらえた障害  │
│                    ↑                            │
│  能力障害（Disability）   人間個体レベルでとらえた障害│
│                    ↑                            │
│  機能障害（Impairment）   臓器レベルでとらえた障害    │
│                                                 │
│              図4-2  障害の階層性                  │
└─────────────────────────────────────────────────┘
```

があるかどうかによって社会的不利の状況は異なる。

したがって，リハビリテーションでは，機能障害をいかに能力障害にしないか，また，能力障害をいかに社会的不利にしないかということが大切だといえる。

2. 生活習慣病の予防

主な生活習慣病には，悪性新生物（がん），循環器疾患（脳血管疾患，心疾患），糖尿病などがある。これらの生活習慣病の一次予防，二次予防，三次予防に対応した具体的な予防対策について述べる。

2.1 がんの予防
（1）一次予防
1）促進因子の除去と抑制因子の増強

がんの一次予防は発がん促進因子を除去し，逆に発がん抑制因子を増強することである。日本人の主要がんの一次予防は，**表4-2**のとおりに提示されている。例えば，胃がんの場合，避けたほうがよい因子（発がん促進因子）としては，塩辛い食品，干魚・塩魚，米飯の多食，喫煙であり，補ったほうがよい因子（発がん抑制因子）としては，緑黄色野菜，牛乳などである。

一般的には，発がん促進因子としては，多量にあるいは長期にわたって摂取するまたは暴露されると，発がんの危険性が高まるとされているものであり，アルコール，たばこ，塩辛いもの，こげ，かび，過度な日光，過労，不潔などが考えられる。

一方，発がん抑制因子としては，発がん抑制に効果があるとされているものであり，ビタミンA・C・E，繊維質などが考えられる。また，偏食しない，同一食品をくり返してとらない，食べ過ぎないなど，特定のものを避け，変化に富みバランスの良い食生活を心がけることも一次予防として重要だといえよう。

さらに最近では，ヘリコバクターピロリ菌が胃がん，ヒトパピローマウイルス（HPV）が子宮頸がんの発症をもたらすとされ，ピロリ菌の除去やHPVに対するワクチン接種がなされたりするが，それらはがんの一次予防ということになる。

表4-2　日本人の主要がんの一次・二次予防の方法

がんの種類	一次予防 避けたほうが良い因子	一次予防 補ったほうが良い因子	二次予防
胃がん	・塩辛い食品（干魚・塩魚など） ・米飯の多食　・喫煙 ・ヘリコバクターピロリ菌	・緑黄色野菜 ・牛乳	・胃X線検査 　40歳以上，年に1回
子宮がん（子宮頸がん）	・早婚　・多産 ・複数の相手との性交渉 ・喫煙，ヒトパピローマウイルス	・局所の清潔	・細胞診 　30歳以上，1～2年に1回
肺がん	・喫煙　・大気汚染 ・職場における有害ガス・粉じんの吸入 　（アスベスト，クロム，ヒ素など） ・コレステロールの多量摂取	・緑黄色野菜	・胸部X線検査（2方向） 　40歳以上，年に2回 ・喀痰細胞診（3日蓄痰） 　40歳以上の高危険群 　年に2回
乳がん	・独身　・高齢出産 ・高脂肪，高カロリー食 　（特に，思春期，成長期）		・乳がんしこりの自己検査 　30歳以上，毎月1回 ・乳がん検診（触診など） 　30歳以上，年に1回
大腸がん	・高脂肪食	・高繊維食	・大腸がん検診（便潜血反応でスクリーニング） 　40歳以上，年に1回

出典）富永祐民，1987．に一部追加。

2）心理社会的ストレスの軽減

　がんの危険因子として心理社会的ストレスが指摘されており，同ストレスの軽減化はがんの一次予防として重要な意味を持つ。体内にはNK（ナチュラル・キラー）細胞やキラーT細胞（K細胞）などのように，がん細胞やウイルスを破壊したり除去したりする能力のある免疫細胞などが存在する。しかし，過度なストレスが続くと，それらの免疫細胞の活性化が低くなり身体の免疫力が低下し，がん細胞を破壊できずに発がんを抑制できなくなる（p.58参照）。

（2）二次予防

1）早期がんの発見

　がんの発生・進行は，正常組織ががん組織化し，そのがん組織が早期がん化し，さ

コラム④　子宮頸がんはヒトパピローマウイルス（HPV）による感染症である

　子宮頸がん患者の90％以上からヒトパピローマウイルス（HPV）が検出され，HPVが長期にわたって感染することでがんに進展すると考えられている。多くの場合，性行為によって感染し，女性の約8割が一生に一度は感染するといわれるが，感染しても多くは自然消滅するため，がんに進展するのはごくわずかである。定期的な子宮頸がん検診を受けていれば，前がん病変を発見して治療が可能である。子宮頸がんに対するワクチンの接種が開始されたが，副反応が問題となり，2013（平成25）年6月より積極的なワクチン接種の推奨は差し控えられていたが，2021（令和3）年11月安全性について特段の懸念は認められないとして，差し控えの状態は終了した。

らに早期がんが増殖・転移して進行がんへと経過をたどる。このがんの疾病史を前提としたがんの予防を，がんの発生を予防する一次予防と，がんの進展・がん死亡を予防する二次予防に大別するという考え方がある。がんの二次予防は，がんの進展・がん死亡を予防するためにがんを早期発見（早期がんでの発見）することである。

2）定期的ながん検診

早期がんでの発見およびがん死亡の予防という二次予防は，定期的にがん検診を受けることが重要である。日本人の主要がんに対する定期的ながん検診としての二次予防については，一次予防とともに表4-2にまとめた。

（3）三次予防

1）がん死亡の予防

三次予防は二次予防と連続的なものとして理解する必要がある。つまり，三次予防は二次予防の成功（早期がんでの発見・治療）の上に考えられる。しかし，たとえ進行がんであっても，手術療法，照射療法，化学療法などの根治治療の成功により，または，患者の免疫力の向上により，がん死亡の予防が可能になることがある。

2）訓練や補助具の使用等による社会復帰

訓練や補助具の使用などで，手術などで失った機能の回復を図ることで，社会復帰が可能となる。例えば，乳がんで失った乳房を形成手術で整えたり，食道がんで失った声帯を人工声帯や他のコミュニケーション手段を開発したり，大腸がん（直腸がん）の手術後に人口肛門を作ったりすることで，日常生活を営み得る場合などがある。

3）再発の不安への心理的な支援

がん患者は，たとえ早期の発見（転移せず）や，手術療法などの成功により死亡予防が可能でも，常に再発の不安をいだくものである。したがって，再発の不安を取り除くような支援は重要であり，心理的な支援はがんの三次予防といえる。

2.2 循環器疾患の予防

循環器疾患とは，心-血管系疾患の総称で，心疾患（狭心症，心筋梗塞の虚血性心疾患や心不全など），脳血管疾患（脳出血，脳梗塞など），高血圧症などが含まれる。

（1）一次予防

1）危険因子の改善・除去

一次予防は危険因子を改善・除去することであり，循環器疾患の危険因子としては，宿主要因，生活習慣，環境要因の点からまとめることができる（表4-3）。つまり，宿主要因は高血圧，肥満，運動不足など，生活習慣は喫煙，心理的ストレス，食塩過剰摂取など，環境要因は寒冷や過重労働などである。

2）ストレスの自己コントロール

けんか好き，負けず嫌い，短気，仕事に没頭する性格といったA型行動型の人は，

表4-3 循環器疾患の危険因子

分類	生活習慣病	宿主要因	生活習慣	環境因子
循環器疾患	脳卒中 （脳出血 脳梗塞）	家族歴　高血圧 男性　動脈硬化　肥満	飲酒 動物性たんぱく摂取 不足	冬期の寒冷　寒冷な住居 過重労働　徹夜労働
	心臓病 （虚血性心疾患）	高血圧の既往　糖尿病の既往 肥満　動脈硬化　運動不足 高コレステロール血症 低HDL-コレステロール血症	喫煙 心理的ストレス	管理的職業　知的職業
	高血圧症	家族歴　年齢	食塩過剰摂取 心理的ストレス	寒冷　過重労働
	動脈硬化症	家族歴　年齢	多脂肪食	

出典）吉田，1983. より一部改変。

虚血性心疾患になりやすいといわれる。したがって，今日のストレス社会では心理社会的ストレスに加え，自分自身をもうまくコントロールできることが必要となる。

（2）二次予防

循環器疾患の二次予防は，疾病の早期発見にとどまらず，その危険因子の早期発見をも含めて考えれば，一次予防と関連して考える必要がある。特に危険因子の改善あるいは悪化防止を図ることを主眼として，できるだけ定期的に健診を受けることが二次予防となる。後述の「メタボリックシンドローム」の早期発見・早期治療は，まさに循環器疾患の重点的な二次予防であるといえる。

（3）三次予防

1）障害および悪化の防止

脳血管疾患や心筋梗塞などは発作後の急性期を過ぎれば，速やかにリハビリテーションおよび適切な運動を徐々に実施することが必要である。それによって，脳血管疾患では半身マヒや筋肉の硬直の改善が図られたり，心筋梗塞では心筋の機能改善が図られたりするのである。

2）発作前の危険因子の除去

再発作の予防には，高血圧や合併症・後遺症に対する治療が基本となるが，加えて発作前に持っていた危険因子の除去やその改善に引き続き努力することが必要である。例えば，喫煙を例にとれば，心筋梗塞の発作後も喫煙を続けていたグループと禁煙したグループの予後を比較すると，明らかに禁煙グループの再発率や死亡率は低いことが報告されている。

3）廃用症候群の防止

寝たきりの原因は脳血管疾患が多いといわれるが，発作後に速やかに適正なリハビリテーションを行えば，後遺症の悪化防止つまり寝たきり予防が可能となる。したがって，適切な三次予防がなされず，寝かせきりにしておくことによる廃用症候群こ

そ，寝たきりの元凶だといえよう。なお，廃用症候群とは心身ともに「使わなければダメになる」ということである。

2.3　糖尿病の予防

　糖尿病とは，遺伝的素因と環境要因の相互関係によって糖代謝ホルモンであるインシュリンの絶対的または相対的な不足に起因する代謝異常の疾患である。糖尿病の怖い特徴点は，網膜病変による失明，腎病変による腎透析，末梢神経障害および下肢の動脈硬化性病変による手足の壊死という三大合併症である。

　糖尿病は**インシュリン依存型糖尿病（Ⅰ型糖尿病）**と**インシュリン非依存型糖尿病（Ⅱ型糖尿病）**に分類される。Ⅰ型糖尿病は小児や青少年に発病することが多い。Ⅱ型糖尿病は遺伝的素因を背景に，過食，運動不足，肥満，ストレスなどが促進要因で発症するものである。糖尿病はその多くがⅡ型糖尿病である。

（1）一次予防

1）促進因子の改善・克服

　一次予防は，特にⅡ型糖尿病において重要である。つまり，Ⅱ型糖尿病では遺伝的素因に加えて，過食，運動不足，その結果としての肥満，その他ストレス過多が，インシュリンの作用不足に拍車をかけて糖尿病の発症をもたらす。そこで，一次予防ではそれらの促進因子を改善するあるいは除去することである。

2）肥満の予防とやせの問題

　肥満はインシュリン必要量の増加をもたらし，それがインシュリン分泌を行う膵β細胞の肥大と増殖をもたらす。そして，膵β細胞の肥大増殖から膵β細胞不全に陥る段階において，何らかの遺伝的素因が関与し発症に至るといわれる。肥満の予防は他の生活習慣病と同様に糖尿病の発症の予防にとって重要である。なお，肥満は糖尿病の危険因子であるが，やせていても糖尿病の人がいることに留意する必要がある。

（2）二次予防

1）スクリーニングの実施

　糖尿病のスクリーニング（p. 117 参照）を行うことである。糖尿病の診断基準によると（日本糖尿病学会，2013 年），空腹時血糖値が 126 mg/dL 以上，随時血糖値が 200 mg/dL 以上，または 75 g 経口ブドウ糖負荷試験 2 時間後の値が 200 mg/dL 以上のいずれかと，HbA1c 6.5％以上が確認された場合，「糖尿病」とされている（同値未満でも，前者が 110 mg/dL 以上または後者が 140 mg/dL 以上を「境界域」としている）。

2）ヘモグロビン A1c（HbA1c）検査の勧め

　血糖値は食事や運動の影響を受けやすく，検査前に一時的な節制をすると数値がある程度低下したりする。したがって，血糖値だけでは日頃から食事療法を守っている

かどうかはわかりにくい。そこで，ヘモグロビンA1c（HbA1c）が注目される。HbA1cは，赤血球に含まれるヘモグロビン（Hb）にブドウ糖が結びついたもので，赤血球の寿命が比較的長いので，過去1～2か月の血糖状態を把握できる。

　従来，HbA1c値の診断基準はJDS（日本独自の値）では6.1％以上とされてきたが，2012年4月よりNGSP（国際基準値）による6.5％に変更されている。HbA1c値は長期的な血糖状態が把握できることで，より適切な診断ができるということになる。ただし，ヘモグロビンに異常があると正しい血糖状態が分からないという課題がある。

（3）三次予防
1）合併症の予防
　糖尿病の三次予防は糖尿病を悪化させず，かつ，合併症を予防することである。糖尿病の代謝異常が長期的に続くと，血管・神経障害などによる合併症が起こる。多くの合併症は慢性的なものでその進行はゆっくりであり，しかも自覚症状に乏しいことから，結果的には不可逆性の病態をつくり上げてしまうことが起こり得る。特に前記の三大合併症（失明，腎透析，手足の壊死）は最も怖い不可逆性の病態である。

2）"病気と共生する健康"の実践
　糖尿病の慢性合併症の進行はゆっくりだが，不可逆性の病態をつくり上げてしまっては，もはやその改善は望めない。そこで，治療中断を防止し治療を継続し，かつ望ましい食事管理をはじめ生活習慣の改善・保持を図ることで，病態の悪化を防止し合併症を併発しない対策が重要である。糖尿病治療の最終目標は，「病気と共生する健康」（p.3参照）の実践で，健康人と変わらぬ社会生活を維持することである。

2.4　メタボリックシンドロームの予防
（1）メタボリックシンドローム（Mets：内臓脂肪症候群）とは
　以前より，生活習慣病の危険因子といわれてきた高血圧，糖代謝異常，脂質代謝異

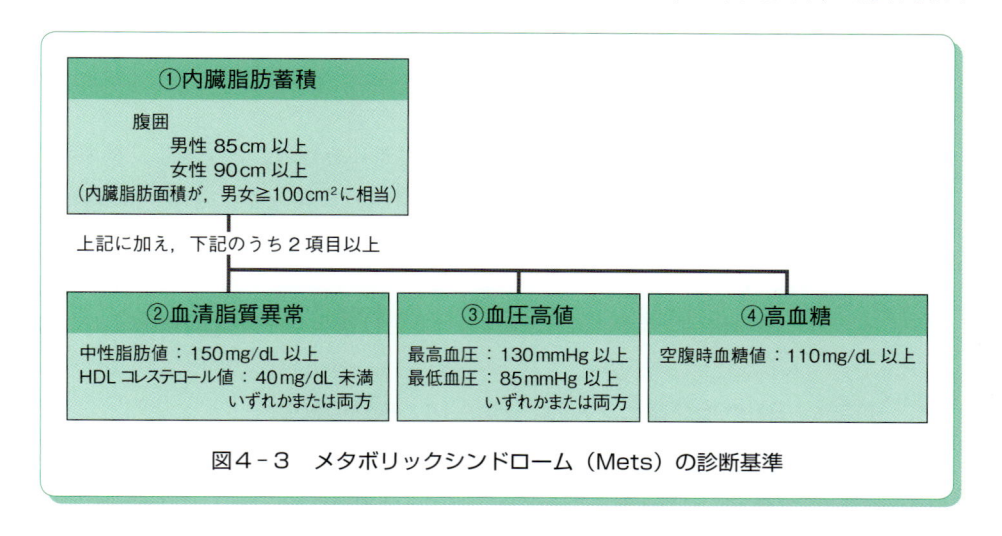

```
①内臓脂肪蓄積
　腹囲
　　男性 85cm 以上
　　女性 90cm 以上
　（内臓脂肪面積が，男女≧100cm² に相当）

上記に加え，下記のうち2項目以上

②血清脂質異常
　中性脂肪値：150mg/dL 以上
　HDL コレステロール値：40mg/dL 未満
　いずれかまたは両方

③血圧高値
　最高血圧：130mmHg 以上
　最低血圧：85mmHg 以上
　いずれかまたは両方

④高血糖
　空腹時血糖値：110mg/dL 以上
```

図4-3　メタボリックシンドローム（Mets）の診断基準

常，肥満は，相互に関連しほぼ同時に進行・悪化の経過をたどることが指摘されてきた。つまり，それらの症状の密接な関連について，「シンドロームX」（Reaven, G.M., 1988）や「死の四重奏」（Kaplan, N.M., 1989）という名前が提唱されていた。

わが国では，2005（平成17）年にメタボリックシンドローム診断基準検討委員会が，わが国のメタボリックシンドローム（Mets）の診断基準を発表した（図4-3）。

つまり，①肥満（ウエスト周囲径が男性で85 cm以上，女性で90 cm以上）を必須項目にし，加えて，②血清脂質異常（中性脂肪値が150 mg/dL以上，HDLコレステロール値が40 mg/dL未満のいずれかまたは両方），③血圧高値（最高血圧が130 mmHg以上，最低血圧が85 mmHg以上のいずれかまたは両方），④高血糖（空腹時血糖が110 mg/dL以上）の3項目うち，2つ以上をもつ場合をMets群と定義した。また，①は基準値以上で，②〜④が1項目までのものをMets予備群という。

メタボリックとは「代謝」，シンドロームとは「症候群」という意味である。Metsは代謝（異常）症候群というべきだろうが，わが国では「内臓脂肪症候群」といわれる。それは，後述するようにMetsの根源には肥満，特に内臓脂肪型肥満があることを強調するものである。

（2）メタボリックシンドローム予防の考え方

1）危険因子の重積のスクリーニング

Mets診断の第一の意義は，心血管疾患（脳血管疾患・心疾患・高血圧などの疾患）の危険因子が重積し，危険度の高い者をスクリーニング（p. 117参照）することである。その考え方は，肥満を根底に血清脂質異常，血圧高値，高血糖の状態が継続すると，心血管疾患を発症しやすいということである。

2）水面下の氷山の"根"への対策

Metsの危険因子はそれぞれに肥満症，糖尿病，高血圧症，脂質異常症をもたらすが，それらは代謝異常の結果として，別々に進行するのではなく，1つの氷山から水面上に出たいくつかの山のような状態で，同じ根を持つものであり，その共通項が内臓肥満といわれる。

ところが，治療にあたって個々の症状（山）に対して，それぞれに対応した薬を投与すればその山は壊せるが，氷山の"根"（内臓肥満）を治療しない限り根治療法にはならない。

Metsの予防は，結論的にいえば，肥満や代謝の異常をもたらす生活習慣（水面下の氷山の根）を改善することを目指す一次予防が重要だといえる。

（3）特定健康診査・特定保健指導

厚生労働省では，生活習慣病の予防に健康診査を活用し，生活習慣病による将来的な医療費の増大を抑制するために，2008（平成20）年度から特定健康診査・特定保健指導を導入した。

第4章　健康を阻害する疾病の予防

　健康保険組合等の医療保険者は，40歳以上の国民（医療保険加入者）に対して特定健康診査（特定健診）を実施し，Mets群およびMets予備群に特定保健指導（保健指導）を実施することが義務づけられる。特定健康診査・特定保健指導は，医療保険者が直接実施するか，保険者が医療機関等の民間事業者等と委託契約を結び実施することになる。特定健診の結果によって，対象者は，①情報提供，②動機づけ支援，③積極的支援に3区分され，特定保健指導は，特に「動機づけ支援」「積極的支援」が行われる（図4-4）。

　① 情報提供：健診結果の提供に合わせて，基本的な情報を提供するものである。

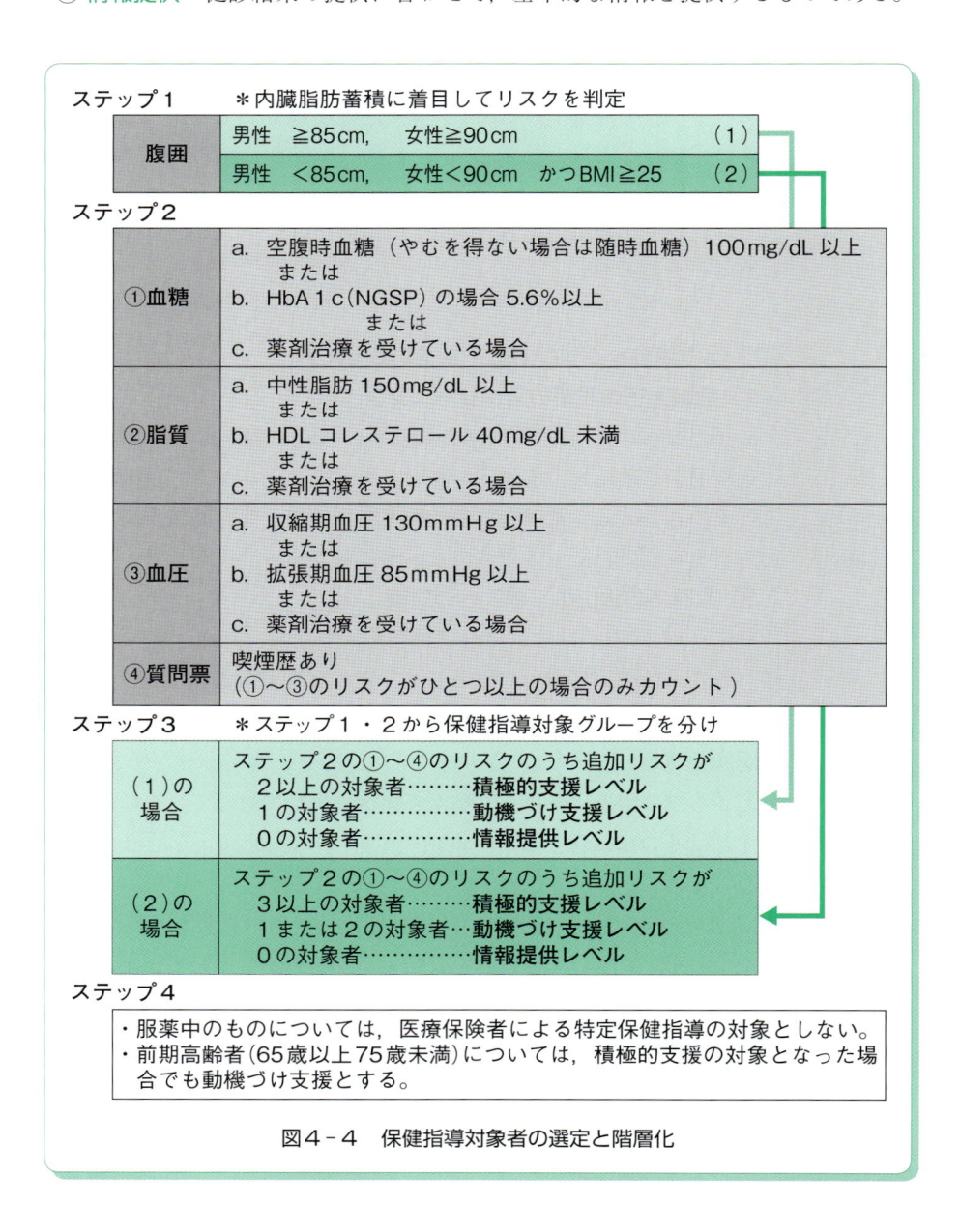

ステップ1	＊内臓脂肪蓄積に着目してリスクを判定	
腹囲	男性　≧85cm，　女性≧90cm	（1）
	男性　＜85cm，　女性＜90cm　かつBMI≧25	（2）

ステップ2	
①血糖	a. 空腹時血糖（やむを得ない場合は随時血糖）100mg/dL以上 　　または b. HbA1c（NGSP）の場合 5.6％以上 　　または c. 薬剤治療を受けている場合
②脂質	a. 中性脂肪 150mg/dL以上 　　または b. HDLコレステロール 40mg/dL未満 　　または c. 薬剤治療を受けている場合
③血圧	a. 収縮期血圧 130mmHg以上 　　または b. 拡張期血圧 85mmHg以上 　　または c. 薬剤治療を受けている場合
④質問票	喫煙歴あり （①～③のリスクがひとつ以上の場合のみカウント）

ステップ3	＊ステップ1・2から保健指導対象グループを分け
（1）の場合	ステップ2の①～④のリスクのうち追加リスクが 　2以上の対象者………積極的支援レベル 　1の対象者……………動機づけ支援レベル 　0の対象者……………情報提供レベル
（2）の場合	ステップ2の①～④のリスクのうち追加リスクが 　3以上の対象者………積極的支援レベル 　1または2の対象者…動機づけ支援レベル 　0の対象者……………情報提供レベル

ステップ4
・服薬中のものについては，医療保険者による特定保健指導の対象としない。
・前期高齢者(65歳以上75歳未満)については，積極的支援の対象となった場合でも動機づけ支援とする。

図4-4　保健指導対象者の選定と階層化

②**動機づけ支援**：対象者は主に Mets 予備群である。その対象者は医師，保健師または管理栄養士などの面接・指導による支援がなされる。つまり，1回の個別支援（1人20分以上）またはグループ支援（1グループ80分以上）がなされ，6か月後に個別またはグループ支援，電話やメール等によって，身体状況や生活習慣の変化がみられたかが評価される。

③**積極的支援**：対象者は主に Mets 群である。初回時の面接による支援は「動機づけ支援」と同じであるが，個別またはグループ支援，電話やメール等による3か月以上の継続的な支援が求められ，6か月後に身体状況や生活習慣の変化がみられたかについて評価がなされる。

なお，積極的支援，動機づけ支援には喫煙，服薬，年齢を考慮した方法も提示されている。

3. 感染症の予防

3.1 感染症対策と感染症法

（1）感染症対策

1）感染と発病

病原体（細菌，真菌，寄生虫，ウイルス）が宿主に侵入・定着して増殖したとき，感染したという。感染後，宿主が障害を受けて何らかの症状を呈した場合を発病（発症）といい，感染による疾病を感染症という。宿主に病原体が侵入してから発病するまでの期間を潜伏期という。しかし，感染しても発病するとは限らない。

2）感染症の予防

感染症の成立には，感染源，感染経路，宿主の感受性の3つの要因が必要となる。感染症を予防するためには，少なくともいずれかひとつを阻止すればよい。

①**感染源対策**：病原体を含むもの，病原体に汚染されているものを感染源という。したがって，病原体に暴露されないようにすればよい。そのためには，病原体の殺菌・消毒，患者の隔離，感染症流行時の学校の休校，港や空港での検疫が行われる。

②**感染経路対策**：感染源から病原体が宿主に侵入する経路を感染経路という。こ

コラム⑤　内臓脂肪型肥満と皮下脂肪型肥満

内臓脂肪型肥満は，上半身（リンゴ型）肥満ともいわれ，お腹の中の臓器の周りに脂肪がたまるタイプである。お腹の周囲に肥満が目立つ体型であり，男性に多い肥満体型である。

一方，皮下脂肪型肥満は，下半身（洋ナシ型）肥満といわれ，全身にポッチャリと脂肪がつき，特にお尻や太ももに脂肪がつくタイプがあり，女性に多い肥満体型である。

健康との関係が深いのは内臓脂肪型肥満（上半身肥満）であり，皮下脂肪型肥満（下半身肥満）に比べて，糖尿病，脂質異常症，高血圧，ひいては心疾患などの生活習慣病の発症率を高めることが示され，メタボリックシンドロームの必須項目に位置づけられている。

BMI（体重 kg／身長 m^2）が25以上で，腹囲が男性で85 cm，女性90 cm以上を内臓脂肪型肥満と判断される。

れには，病原体に汚染された食べ物や水を介した経口感染，空中に浮遊する病原体や咳などに含まれる病原体を吸い込んで起こる経気道感染（空気感染，飛沫感染），病原体の感染を媒介するノミ・ダニ・蚊などに刺されることによる経皮感染，動物から人に感染する（接触，咬傷，排泄物の吸入など）動物由来感染（人と動物に共通してみられるものを人獣共通感染症），粘膜や皮膚の直接の接触による接触感染（性感染症が典型例），病原体に汚染された輸血や血液製剤による血液感染などがある。そのほか，人自身が感染源となる場合は非常に多く，発病者のみならず潜伏期感染者や無症候性キャリアが感染源となる。したがって，このような感染経路を遮断すればよい。

③ 宿主の感受性対策：感染に対する感受性は免疫，遺伝子，年齢，栄養などで決まる。最も有効な対策はワクチンの接種によって免疫を獲得することである。そのほか，栄養バランスの良い食事，適度な運動，睡眠，休養なども感染抵抗性を高める。

（2）感染症法

1897（明治30）年に伝染病予防法が施行されてから，医学の進歩，衛生状態の改善，国際交流の活発化，新興感染症の出現，再興感染症の再出現など，感染症を取り巻く状況は大きく変化してきた。こうした変化に対応するために感染症法（感染症の予防及び感染症の患者に対する医療に関する法律）が1999（平成11）年に施行され，感染者・患者の人権に配慮した感染症の予防・蔓延防止のための感染症対策がとられることになった。同時に，伝染病予防法，性病予防法，後天性免疫不全症候群の予防に関する法律は廃止・統合された。その後，海外における重症急性呼吸器症候群（SARS）の発生，生物テロなどに悪用される恐れのある病原体の管理体制の確立，結核予防法の廃止・統合，新型インフルエンザ対策などのために法改正された。そのほか，政令・省令で新たな病原体が追加されている。

感染症法では，病原体の感染力，罹患時の症状の重篤性，感染経路などを総合的に勘案して感染症を1類感染症から5類感染症に分類するとともに，緊急時等への対応として，新型インフルエンザ等感染症，指定感染症，新感染症の分類を設けている。

3.2 HIV・エイズ（AIDS）対策
（1）HIV・エイズとは

エイズは acquired immunodeficiency syndrome（AIDS）の略で，後天性免疫不全

コラム⑥ 新興感染症と再興感染症

新興感染症とは，1970年以降に新たに認識され，局地的あるいは国際的に公衆衛生上問題となる感染症をいう。エボラ出血熱，HIV・エイズ，C型肝炎などがある。

再興感染症とは，かつて存在した感染症で公衆衛生上ほとんど問題とならないようになっていたが，近年再び増加してきた感染症をいう。結核，コレラ，マラリアなどがある。

症候群のことである。1981（昭和56）年，米国において男性同性愛者に認められた原因不明の進行性免疫不全を伴ったニューモシスチス肺炎として初めて報告された。その後，この疾患は HIV（human immunodeficiency virus）つまりヒト免疫不全ウイルスによって引き起こされることが明らかにされた。

　HIV の感染源は HIV 感染者・エイズ患者の体液（特に，精液・血液・母乳）である。感染経路は，① 性行為（異性間および同性間），② 血液（輸血・血液製剤，移植，汚染注射器の反復使用など），③ 母子感染（胎盤，産道，母乳）であるが，多くは性行為によるものである。HIV 感染後，数年から 10 年程度の潜伏期を経てエイズへと進展し，ニューモシスチス肺炎，カポジ肉腫，結核，認知症などを合併する。

（2）HIV・エイズの現状

　世界の HIV 感染者・エイズ患者数は 2019 年末現在で 3,800 万人，新規 HIV 感染者数は年間 170 万人，エイズによる死者は年間 69 万人と推計されている。

　わが国の場合，2015（平成 27）年の新規 HIV 感染者は 1,006 人，エイズ患者は 428 人で，累積報告数（血液凝固因子製剤による感染例を除く）はそれぞれ 17,909 人，8,086 人である。ただし，HIV 感染者は検査を受けてはじめて判明することが多く，実際は報告数以上に多い。しかし，エイズ患者は特定の症状で医療機関を受診することから，報告数はほぼ実数に近い。

（3）感染対策

　HIV 感染の多くは性的接触（性感染症）によるものである。潜伏期の間は感染の自覚がないためセックスパートナーへ二次感染させてしまう。そのため，性感染症予防が対策の中心となり，性交時のコンドーム使用により感染リスクが低減する。

　現在のところ，HIV 感染症の治癒は不可能である。また，HIV に対するワクチンは開発されていない。早期に HIV 感染が判明した場合には，抗 HIV 薬によってエイズの発症を阻止することが可能である。先進国では，抗 HIV 薬の発達によって HIV 感染者の平均余命が非感染者のそれに近づきつつあり，今や HIV 感染症は慢性感染症の位置づけとなっている。なお，感染症法に基づいた「後天性免疫不全症候群に関する特定感染症予防指針」が策定され，対策の基本的な考え方が示されている。

3.3　結核対策
（1）結核とは

　結核は結核菌による感染症である。結核菌は主として空気や飛沫を介して感染（経気道感染）するが，感染しても発病するとは限らない。結核の中では肺結核が最も多い。結核は適切な抗結核薬による治療（6 〜 12 か月）を行えば治癒するが，多剤耐性結核菌の出現によって治療困難例もみられている。HIV・エイズ，マラリアとならび，結核は世界三大感染症のひとつである。

近年，結核菌に感染しているが発病していない状態でも，感染していること自体が潜在的な疾患（潜在性結核感染症）であると考えられるようになった。そこで，発病リスクの高い者（2年以内の感染，HIV感染，珪肺，免疫抑制剤使用，糖尿病など）への抗結核薬の投与が行われるようになった。

（2）結核の現状

世界人口の約3分の1は結核菌に感染しており，発病の危険にさらされている。2014（平成26）年には，世界中で約150万人が死亡したと推計される。発病者，死亡者とも開発途上国に偏在し，撲滅できない大きな理由は貧困とHIV感染である。

わが国では，2019（令和元）年の結核罹患率（人口10万対）は11.5，結核死亡率（人口10万対）は1.7で，これらは先進国の中では高い。また，新登録結核患者の6割を70歳以上の高齢者が占めている。

（3）感染対策：BCG接種

わが国では，過去にBCGワクチンの接種が広く行われていたが，現在は乳児（接種時期：生後1歳に至るまでにある者）に対してのみ実施されている。これは，結核の中で最も多い肺結核に対するBCGの発病予防効果は50%だが，乳幼児期の重症な結核（結核性髄膜炎，粟粒結核）に対する効果が高いためである。

（4）結核の発見と治療：DOTS戦略

早期発見・早期治療が感染対策の基本であるが，罹患率の低下とともに早期発見のための定期健康診断による発見効率が低下してきた。現在，新登録結核患者の発見原因としては，医療機関での発見が約8割を占めている。そのため，「患者の早期発見，即ち定期健康診断といった考え方から，感染性患者との接触者を含めたハイリスク者の健康診断と有症状者への早期受診・早期診断との考え方に転換する必要がある」[1]。

結核の治療は数か月を要することから服薬を途中で止める者がいる。これは完治できないばかりか新たな薬剤耐性菌の出現を招くことになる。そこで，WHOはDOTS（direct observed treatment, short-course；直接監視下短期化学療法）を積極的に推進してきた。現在，DOTSはひとつの治療方法ではなく，総合的な結核対策戦略（DOTS戦略）をさしている。DOTS戦略によって開発途上国を中心に結核の治療成績が大きく向上している。わが国では，日本版DOTS戦略として結核罹患率の高い地域などでの地域DOTSや院内DOTSが行われている。なお，感染症法に基づいた「結核に関する特定感染症予防指針」が策定され，運用されている。

第4章 まとめ

1. 生活習慣病の一次予防には，ハイリスク・アプローチ（発症危険率の高い人の発見・管理）と，ポピュレーション（集団）アプローチ（集団全体の危険率の低下）がある。
2. 疾病の一次予防は「健康増進」「特殊予防」，二次予防は「疾病の早期発見・早期治療」，三次予防は「障害および悪化防止」「リハビリテーション」を目的とする。
3. がんの一次予防は促進因子の除去と抑制因子の増強，二次予防は定期的ながん検診，三次予防はがん死亡の防止，補助具の使用等による社会復帰の実現，再発不安への心理的な支援である。
4. 循環器疾患の一次予防は危険因子の改善・除去，二次予防は定期的な健診，三次予防は発病後における障害悪化，再発作，廃用症候群の防止である。
5. 糖尿病の一次予防は促進因子の改善，二次予防は糖尿病のスクリーニング，三次予防は糖尿病の悪化防止，合併症の予防である。
6. メタボリックシンドローム（Mets）は内臓脂肪症候群といわれ，氷山の"根"（内臓脂肪）への対策を重視する。危険因子の重積をスクリーニングし，肥満のほかに2つ以上の異常ありをMets群，1つの異常ありをMets予備群という。
7. 特定健康診査・特定保健指導は医療保険者に実施義務があり，特定健診後の特定保健指導は情報提供，動機づけ支援，積極的支援に3区分され，主にMets群に積極的支援，主にMets予備群に動機づけ支援がなされる。
8. 感染症の予防には，感染源対策，感染経路対策，宿主の感受性対策が必要であるが，法的には感染症法によって総合的に進められている。
9. 感染症法では，感染症が1類感染症から5類感染症，新型インフルエンザ等感染症，指定感染症，新感染症に分類されている。
10. HIV感染後，数年から10年程度を経てエイズ（後天性免疫不全症候群）となり，ニューモシスチス肺炎，カポジ肉腫，結核，認知症などを合併する。
11. 結核に対して日本版DOTS戦略が推進されている。

文献

1) 森 亨 監修：感染症法における結核対策 平成25年改訂版―保健所・医療機関等における対策実施の手引き―，結核予防会，2013，p.30.

参考文献
- 日本肥満学会：肥満症診療のてびき，2001.
- 厚生労働統計協会：国民衛生の動向 2021/2022，2021.

第 5 章
健康づくりの施策

1. 国民健康づくり運動

1.1 国民健康づくり運動の沿革

わが国の公衆衛生は，明治時代に西洋の手法を手本に導入されたものの，猛威を振るう感染症拡大防止のための取り締まり措置に終始していた。昭和に入って以後，健

表5-1 主な保健施策

年	日 本	海外の動き
1937（昭12）	保健所法制定	
38（〃13）	厚生省設置	
46（〃21）	日本国憲法発布	WHO：健康の定義
47（〃22）	保健所法改定	
51（〃26）	結核予防法改正	
52（〃27）	栄養改善法	
53（〃28）		予防医学の導入：予防の3段階
74（〃49）		ラロンド報告書：疾病予防から健康増進へ
78（〃53）	第1次国民健康づくり運動	アルマ・アタ宣言：プライマリーヘルスケア Health for ALL（すべての人に健康を）
79（〃54）		Healthy people（米国健康政策）
82（〃57）	老人保健法制定	
86（〃61）		オタワ憲章：ヘルスプロモーション 健康都市：物的・社会的環境の創造と促進
88（〃63）	第2次国民健康づくり運動 （アクティブ80ヘルスプラン）	
89（平元）	ゴールドプラン開始	
94（平6）	地域保健法（保健所法廃止）	
97（〃9）	介護保険法制定	ジャカルタ宣言：21世紀に向けた指導的健康促進
2000（〃12）	第3次国民健康づくり運動 （健康日本21） 介護保険制度開始	
2002（〃14）	健康増進法施行（栄養改善法廃止）	
2004（〃16）	健康フロンティア	
2005（〃17）		バンコク憲章：世界の健康決定要因取組み戦略
2006（〃18）	高齢者医療確保法制定（老人保健法改正） がん対策基本法	
2007（〃19）	新健康フロンティア	
2008（〃20）	特定健診・特定保健指導開始	
2009（〃21）		ナイロビ行動要請：責任遂行課題への取り組み
2013（〃25）	第4次国民健康づくり運動 （健康日本21：第2次）	

民憲兵政策のもと，国民の体力強化を目指した健康づくりを始めた。世界の情勢や国内の健康課題の変化に伴い，新たな対策が次々と展開されている。

表5-1に，わが国の昭和年代以降の主な保健施策を示した。

第二次世界大戦直後の荒廃した日本では，食料難や厳しい環境により結核や肺炎などの感染症による死亡が上位を占めており，その対策として1951（昭和26）年の結核予防法の改正による感染症対策のほか，1952（昭和27）年の栄養改善法の施行に伴う国民栄養調査の実施など栄養改善に重点が置かれた。その後の戦後復興に伴う国民の栄養水準の向上と環境改善などの効果が相まって，結核死亡率は大幅に低下した。

1950年代になると結核に代わって脳血管疾患が死因の第1位を占めるようになり，1958（昭和33）年には，現在の3大死因である脳血管疾患，悪性新生物，心疾患が死因の上位を占めるようになった。必然的に保健医療施策は結核対策から慢性疾患いわゆる生活習慣病対策へと変化していった。このように疾病構造が変化する中，1964（昭和39）年の東京オリンピック開催を契機に疾病予防や治療対策にとどまらず，積極的な健康づくりを図るための施策が講じられるようになった。

そして，第1次国民健康づくり対策が1978（昭和53）年に開始され，1988（昭和63）年に第2次，2000（平成12）年に第3次国民健康づくり対策（健康日本21），2013（平成25）年に第4次（健康日本21：第2次）などが取り組まれてきた。

1.2　第1次国民健康づくり対策

第1次国民健康づくり対策が開始された当時は，栄養改善法で実施されていた国民栄養調査において，栄養摂取状況は戦後直後に比べ著しい改善がみられたものの，栄養の偏りや運動不足からの肥満が生じている状況があり，その後の生活習慣病の増加が懸念された。そこで当時の厚生省は，栄養・運動・休養を健康づくりの3要素とし，市町村の役割として地域住民に密着した健康づくりを推進する対策として第1次国民健康づくり対策を打ち出した。この対策は，①生涯を通じた健康づくりの推進，②健康づくりの基盤整備，③健康づくりの普及啓発を3本柱とし，健診体制の充実や栄養バランスのとれた食生活の確立を中心とした対策であった。

①　生涯を通じた健康づくりの推進：妊産婦・乳幼児，家庭婦人等を対象とした健康診査に加え，1982（昭和57）年の老人保健法制定により，40歳以上を対象とした健康診査や健康教育，健康相談，家庭訪問指導などの保健事業（ヘルス事業）の実施が市町村に義務づけられ，生涯を通じた予防・健診体制の整備が図られた。

②　健康づくりの基盤整備：市町村に保健事業など健康づくり活動の実践者として保健師や栄養士が配置され，活動拠点となる市町村保健センターの整備が図られた。

③　健康づくりの普及・啓発：健康づくりを普及啓発する機関として，健康・体力づくり事業財団の活動強化のほか，市町村に健康づくり推進協議会設置が推進された。

1.3 第2次国民健康づくり対策（アクティブ80ヘルスプラン）

第1次国民健康づくり運動は，健康診査による疾病の早期発見・早期治療という二次予防と栄養改善の活動に比重が大きく置かれていた。第2次国民健康づくり運動は第1次運動から10年を経た1988（昭和63）年に開始されたが，運動面からの疾病の発生予防や健康増進の一次予防に重点が置かれ，アクティブ80ヘルスプランといわれる。その意味は人生80年時代をいかに活動的（アクティブ）に生きるか，そのための健康づくり（ヘルスプラン）ということである（女性の平均寿命は1984年にすでに80歳を達成し，人生80年時代といわれるようになっていた）。つまり，80歳になっても身のまわりのことができ，社会活動に参加できるようにすることを目的とし，高齢社会への対応を図るものであった。

また，地域に健康増進施設の設置，健康運動指導士や健康運動実践指導者，住民ボランティアである運動推進員の育成のほか，健康づくりのための運動指針が策定され，運動習慣の普及に重点を置いた健康増進事業が展開された。そのほかにも対象特性別の健康づくりのための食生活指針，健康づくりのための休養指針も策定されている。

1.4 健康日本21（第3次国民健康づくり対策）

第1次，第2次国民健康づくり運動に続く第3次国民健康づくり対策として，2000（平成12）年に21世紀における国民健康づくり運動（健康日本21）が策定された。

この間わが国は世界でも有数の長寿国となったが，高齢化の加速による認知症・寝たきり等による要介護者の増加と，がん・心臓病などの生活習慣病による壮年期死亡の増加が深刻な社会問題となっていた。国民医療費は年々増加し，また，3人に1人ががんで死亡し，死亡者の6割はがん，心臓病，脳血管疾患の3大死因が占めるようになった。これらの背景として，栄養アンバランスや喫煙，飲酒，運動不足などの生活習慣や肥満の増加などの要因があった。そこで健康日本21では，従来の対策より一層生活習慣病の発病を予防する一次予防に重点を置いた対策を強力に推進し，壮年期死亡の減少と健康寿命（寝たきりにならない状態で生活できる期間）の延伸の実現を目的とした。

健康日本21では，それまでの健康づくりの3要素である栄養・運動・休養に「たばこ」「アルコール」「歯の健康」を加え，さらに代表的な生活習慣病の「糖尿病」「循環器病」「がん」を加えた9分野について，70項目の策定時の現状値と10年後の到達目標を数値で示している。また，ヘルスプロモーションの理念を基盤としており，1980年代に米国によって展開された個人の生活習慣が科学的に立証された数値目標を設定して改善を目指す手法「Healthy people」を採用した。また国が設定した目標値だけでなく，都道府県や市町村に対してもそれぞれが現状の分析から把握した地域の特性を踏まえた具体的な目標値を設定し，関係機関や住民と協働で推進する健康増進計画の作成を求めている。実施期間は2000（平成12）年から2010（平成22）

表5-2　国民健康づくり運動（対策）の変遷

	第1次国民健康づくり対策 昭和53～63年度	第2次国民健康づくり対策 昭和63年度～ アクティブ80ヘルスプラン	第3次国民健康づくり対策 平成12～22年度 21世紀における国民健康づくり運動： 健康日本21
基本的考え方	1. 生涯を通じる健康づくりの推進[成人病予防のための一次予防の推進] 2. 健康づくりの3要素（栄養，運動，休養）の健康増進事業の推進（栄養に重点）	1. 生涯を通じる健康づくりの推進 2. 栄養，運動，休養のうち遅れていた運動習慣の普及に重点を置いた，健康増進事業の推進	1. 生涯を通じる健康づくりの推進「一次予防」の重視と健康寿命の延伸，生活の質の向上 2. 国民の保健医療水準の指標となる具体的目標の設定および評価に基づく健康増進事業の推進 3. 個人の健康づくりを支援する社会環境づくり
施策概要	①生涯を通じる健康づくりの推進 ・乳幼児から老人に至るまでの健康診査 ・保健指導体制の確立 ②健康づくりの基盤整備等 ・健康増進センター，市町村保健センター等の整備 ・保健婦，栄養士等のマンパワーの確保 ③健康づくりの啓発・普及 ・市町村健康づくり推進協議会の設置 ・栄養所要量の普及	①生涯を通じる健康づくりの推進 ・乳幼児から老人に至るまでの健康診査 ・保健指導体制の充実 ②健康づくりの基盤整備等 ・健康科学センター，市町村保健センター，健康増進施設等の整備 ・健康運動指導者，管理栄養士，保健婦等のマンパワーの確保 ③健康づくりの啓発・普及 ・栄養所要量の普及・改定 ・運動所要量の普及 ・健康増進施設認定制度の普及 ・たばこ行動計画の普及 ・外食栄養成分表示の普及 ・健康文化都市および健康保養地の推進 ・健康づくりに関する研究の実施　　　　　　　　　　　など	①健康づくりの国民運動化 ・効果的なプログラムやツールの普及啓発，定期的な見直し ・メタボリックシンドロームに着目した，運動習慣の定着，食生活の改善等に向けた普及啓発の徹底 ②効果的な健診・保健指導の実施 ・医療保険者による40歳以上の被保険者・被扶養者に対するメタボリックシンドロームに着目した健診・保健指導の着実な実施（2008年度より） ③産業界との連携 ・産業界の自主的取組との一層の連携 ④人材育成（医療関係者の資質向上） ・国，都道府県，医療関係者団体，医療保険者団体等が連携した人材養成のための研修等の充実 ⑤エビデンスに基づいた施策の展開 ・アウトカム評価を可能とするデータの把握手法の見直し　　　　など
指針等	・健康づくりのための食生活指針　　　　（昭和60年） ・加工食品の栄養成分表示に関する報告 　　　　　　　（昭和61年） ・肥満とやせの判定表・図の発表　　　　（昭和61年） ・喫煙と健康問題に関する報告書　　　　（昭和62年）	・健康づくりのための食生活指針　（対象特性別：平成2年） ・外食栄養成分表示ガイドライン策定　　　　　（平成2年） ・喫煙と健康問題に関する報告書　（改定）　（平成5年） ・健康づくりのための運動指針 　　　　　　　（平成5年） ・健康づくりのための休養指針 　　　　　　　（平成6年） ・たばこ行動計画検討会報告書 　　　　　　　（平成7年） ・公共の場所における分煙のあり方検討会報告書（平成8年） ・年齢対象別身体活動指針 　　　　　　　（平成9年）	・食生活指針　　　　（平成12年） ・分煙効果判定基準策定検討会報告書 　　　　　　　（平成14年） ・健康づくりのための睡眠指針 　　　　　　　（平成15年） ・健康診査の実施等に関する指針 　　　　　　　（平成16年） ・日本人の食事摂取基準（2005年版） 　　　　　　　（平成16年） ・食事バランスガイド（平成17年） ・禁煙支援マニュアル　（平成18年） ・健康づくりのための運動基準2006 　　　　　　　（平成18年） ・健康づくりのための運動指針2006 　　　　　　　（平成18年） ・日本人の食事摂取基準（2010年版） 　　　　　　　（平成21年）

出典）厚生労働省：厚生労働白書資料編，2010，p.63．

年までの10年間（最終的に2012年までに延期）で，2005（平成17）年を中間評価時点として到達度の評価を行い，計画の見直しが行われた。

これまでの第1次・第2次・第3次国民健康づくり対策について，その基本的な考え方や施策の概要等をまとめると**表5-2**のとおりである。

1.5 （新）健康フロンティア戦略

国民の健康寿命を延ばすことを基本目標に「生活習慣病予防対策の推進」と「介護予防の推進」を柱とする2005（平成17）年から2014（平成26）年までの10カ年戦略として健康フロンティア戦略が2004（平成16）年に策定され，それぞれの柱に対しての具体的目標を設定した。そして，国民各層を対象に，それぞれについて重要性の高い政策を重点的に展開することにしている。例えば，働き盛り層に対しては「働き盛りの健康安心プラン」，女性層に対しては「女性のがん緊急対策」，高齢者層に対しては「介護予防10カ年戦略」を推進する。

健康日本21の開始後5年を経過した時点での中間評価では，高血圧症や糖尿病などの有病者数が改善していない点や，男性肥満者の割合の増加や日常生活での歩数の減少など悪化している項目もみられた。そこで，高血圧症や糖尿病の発症の要因である内臓脂肪症候群（メタボリックシンドローム）の概念に着目し，疾病の危険因子を有しているハイリスク群への取り組み（ハイリスク・アプローチ）と地域や職域などにおける各集団全体への取り組み（ポピュレーション・アプローチ）を連携して推進していくことが打ち出された。また，栄養施策として何をどれだけ食べればよいかがわかる食事バランスガイドの普及，たばこ対策では「禁煙支援マニュアル」が策定された。

その後2007（平成19）年には，健康フロンティア戦略をさらに発展させるために新健康フロンティア戦略が2016（平成28）年までの10年間を目途に策定された。新健康フロンティア戦略では，今後国民自らが健康づくりに取り組むべき分野として，①子どもの健康，②女性の健康，③メタボリックシンドローム克服，④がん克服，⑤こころの健康，⑥介護予防，⑦歯の健康，⑧食育，⑨運動・スポーツの9分野が設定された。そして，それらを支援する家庭力・地域力，人間活動領域拡張力，研究開発力を強調し，各分野において具体的な指標を定めて対策を進めていくこととなっている。同戦略は，厚生労働省だけでなく文部科学省や農林水産省など関係省庁が一体となって健康国家の創造に向けて行うべき施策として策定されている。

1.6 健康日本21（第2次）

健康日本21の実施期間が終了した2011（平成23）年，厚生労働省は健康日本21最終評価を取りまとめた。9つの分野の全指標80項目のうち，再掲21項目を除く58項目（評価困難1項目を除く）の達成状況をみると，"目標値に達した"項目は，「メタボリックシンドロームを認知している国民の割合の増加」「高齢者で外出について

表5-3　健康日本21　9分野の最終評価結果

評価区分（策定時*の値と直近値を比較）	該当項目数〔割合〕
A　目標値に達した	10項目〔16.9%〕
B　目標値に達していないが改善傾向にある	25項目〔42.4%〕
C　変わらない	14項目〔23.7%〕
D　悪化している	9項目〔15.3%〕
E　評価困難	1項目〔1.7%〕
合　計	59項目〔100.0%〕

＊再掲21項目を除く。
＊中間評価時に設定された指標については，中間評価時の値と比較

積極的態度をもつ人の増加」「80歳で20歯以上の自分の歯を有する人の増加」などの10項目（17%）に過ぎない。なお，「食塩摂取量の減少」「意識的に運動を心がけている人の増加」「喫煙がおよぼす健康影響についての十分な知識の普及」「糖尿病やがん検診の促進」などの25項目（42%）は，"目標値に達していないが改善傾向にある"とされている。しかし，4割ほどの項目は"変わらない""悪化している"で，課題が残る（表5-3）。

この現状と課題を踏まえ，第4次健康づくり対策として，2012（平成24）年に「21世紀における第2次国民健康づくり運動」（健康日本21：第2次）が策定された（実施期間2013〜2022年度）。その基本的な方向と目標項目は表5-4のとおりである。5つの基本的な方向が示され，それぞれに細目の評価項目が示されている。また，2018（平成30）年には，中間評価が行われた。

2. 健康づくりの法的対応

2.1　地域保健法

第二次世界大戦終結直後の1947（昭和22）年に新保健所法が制定され，保健所の業務として健康相談や保健指導などのほか，医事・薬事・食品衛生・環境衛生など行政機能を持つこととなり，公衆衛生の第一線機関として組織と制度の改革強化が図られた。

その後，急速に進む高齢化と少子化，疾病構造の変化に伴って地域住民のニーズが多様化したことに対応し，地域の特性やサービスの受け手である住民の視点を重視した保健サービスの提供が求められるようになった。このことを受け，1994（平成6）年に保健所法に代わって地域保健法が制定された。国，都道府県，市町村の役割分担を見直し，住民に提供される保健サービスの実施主体は市町村へと移行し，地方分権を推進することとなった。その後，阪神淡路大震災などの大規模災害の発生を機に危機管理体制の強化の必要性と介護保険制度開始に伴って一部の基本方針が改正された。この結果，市町村は母子，成人，高齢者保健および介護保険関連などの保健サービスを提供することとなった。

表5-4　21世紀における第2次国民健康づくり運動（健康日本21：第2次）の基本的な方向と目標項目

(厚生労働省告示第430号：平成24年7月10日，平成25年4月1日から適用)（一部省略）

1. **健康寿命の延伸と健康格差の縮小**
   ① 健康寿命の延伸（日常生活に制限のない期間の平均の延伸）
   ② 健康格差の縮小（日常生活に制限のない期間の平均の都道府県格差の縮小）

2. **生活習慣病の発症予防と重症化予防の徹底**
   (1) がん　　① 75歳未満のがんの年齢調整死亡率の減少　　② がん検診の受診率の向上
   (2) 循環器疾患
   　① 脳血管疾患・虚血性心疾患の年齢調整死亡率の減少
   　② 高血圧の改善：収縮期血圧の平均値の低下
   　③ 脂質異常症の減少　　④ メタボリックシンドロームの該当者および予備群の減少
   　⑤ 特定健康診査・特定保健指導の実施率の向上
   (3) 糖尿病　　① 合併症（糖尿病腎症による年間新規透析導入患者数）の減少
   　② 治療継続者の割合の増加　　③ 血糖コントロール指標におけるコントロール不良者の割合の減少
   　④ 糖尿病有病者の増加の抑制　　⑤ 前記(2)④ 再掲　　⑥ 前記(2)⑤ 再掲
   (4) COPD（慢性閉塞性肺疾患）　　① COPDの認知度の向上

3. **社会生活を営むために必要な機能の維持および向上**
   (1) こころの健康
   　① 自殺者の減少　　② 気分障害・不安障害に相当する心理的苦痛を感じている者の割合の減少
   　③ メンタルヘルスに関する措置を受けられる職場の割合の増加
   　④ 小児人口10万人当たりの小児科医・児童精神科医師の割合の増加
   (2) 次世代の健康
   　① 健康な生活習慣（栄養・食生活，運動）を有する子どもの割合の増加
   　② 適正体重の子どもの増加
   (3) 高齢者の健康
   　① 介護保険サービス利用者の増加の抑制　　② 認知機能低下ハイリスク高齢者の把握率の向上
   　③ ロコモティブシンドローム（運動器症候群）を認知している国民の割合の増加
   　④ 低栄養傾向（BMI 20以下）の高齢者の割合の増加の抑制
   　⑤ 足腰に痛みのある高齢者の割合の減少
   　⑥ 高齢者の社会参加の促進（就業または何らかの地域活動をしている高齢者の割合の増加）

4. **健康を支え，守るための社会環境の整備**
   ① 地域のつながりの強化（居住地域でお互いに助け合っていると思う国民の割合の増加）
   ② 健康づくりを目的とした活動に主体的にかかわっている国民の割合の増加
   ③ 健康づくりに関する活動に取り組み，自発的に情報発信を行う企業登録数の増加
   ④ 健康づくりに関して身近で専門的な支援・相談が受けられる民間団体の活動拠点数の増加
   ⑤ 健康格差対策に取り組む自治体の増加（課題となる健康格差の実態を把握し，健康づくりが不利な集団への対策を実施している都道府県の数）

5. **栄養・食生活，身体活動・運動，休養，飲酒，喫煙および歯・口腔の健康に関する生活習慣および社会環境の改善**
   (1) 栄養・食生活
   　① 適正体重を維持している者の増加（肥満（BMI 25以上），やせ（BMI 18.5未満）の減少）
   　② 適切な量と質の食事をとる者の増加　　③ 共食の増加（食事を1人で食べる子どもの割合の減少）
   　④ 食品中の食塩や脂肪の低減に取り組む食品企業および飲食店の登録数の増加
   　⑤ 利用者に応じた食事の計画・調理および栄養の評価，改善を実施している特定給食施設の割合の増加
   (2) 身体活動・運動　　① 日常生活における歩数の増加　　② 運動習慣者の割合の増加
   　③ 住民が運動しやすいまちづくり・環境整備に取り組む自治体数の増加
   (3) 休養　　① 睡眠による休養を十分とれていない者の割合の減少
   　② 週労働時間60時間以上の雇用者の割合の減少
   (4) 飲酒　　① 生活習慣病のリスクを高める量を飲酒している者の割合の減少
   　② 未成年者の飲酒をなくす　　③ 妊娠中の飲酒をなくす
   (5) 喫煙　　① 成人の喫煙率の減少　　② 未成年者の喫煙をなくす　　③ 妊娠中の喫煙をなくす
   　④ 受動喫煙（家庭・職場・飲食店・行政機関・医療機関）の機会を有する者の割合の減少
   (6) 歯・口腔の健康　　① 口腔機能の維持・向上（60歳代における咀嚼良好者の割合の増加）
   　② 歯の喪失防止　　③ 歯周病を有する者の割合の減少　　④ 乳幼児・学童期におけるう触のない者の増加　　⑤ 過去1年間に歯科検診を受診した者の割合の増加

2.2 健康増進法

健康日本21を推進し，健康づくりや疾病予防に重点を置いた施策を講じていくために，法的基盤整備が必要となったことから，栄養改善を含めた国民の健康増進による国民保健の向上を目的として，2002（平成14）年に栄養改善法に代わって健康増進法が制定された（図5-1）。

健康増進法によって健康日本21が法制化され，国は基本方針を示し，まずこれまでの「国民栄養調査」を国民健康・栄養調査として実施し，国民の栄養状態の把握に加え生活習慣の状況をも明らかにすることとした（p. 153参照）。その方針に基づき，都道府県・市町村は，地域の実態を踏まえた健康増進計画を策定することとなった。それまで老人保健法で実施されていた歯周疾患・骨粗しょう症・肝炎ウィルス検診・がん検診などの実施と健康教育，健康相談などの実施は健康増進法に基づく健康増進事業となった。

また，公共施設や学校，企業など多くの人が利用する施設などにおける受動喫煙の防止対策についても規定された。非喫煙者の受動喫煙による健康影響をなくすため，施設管理者には，施設内を原則全面禁煙とする対策を講じることが努力義務とされ，公共の場での禁煙強化が推進された。

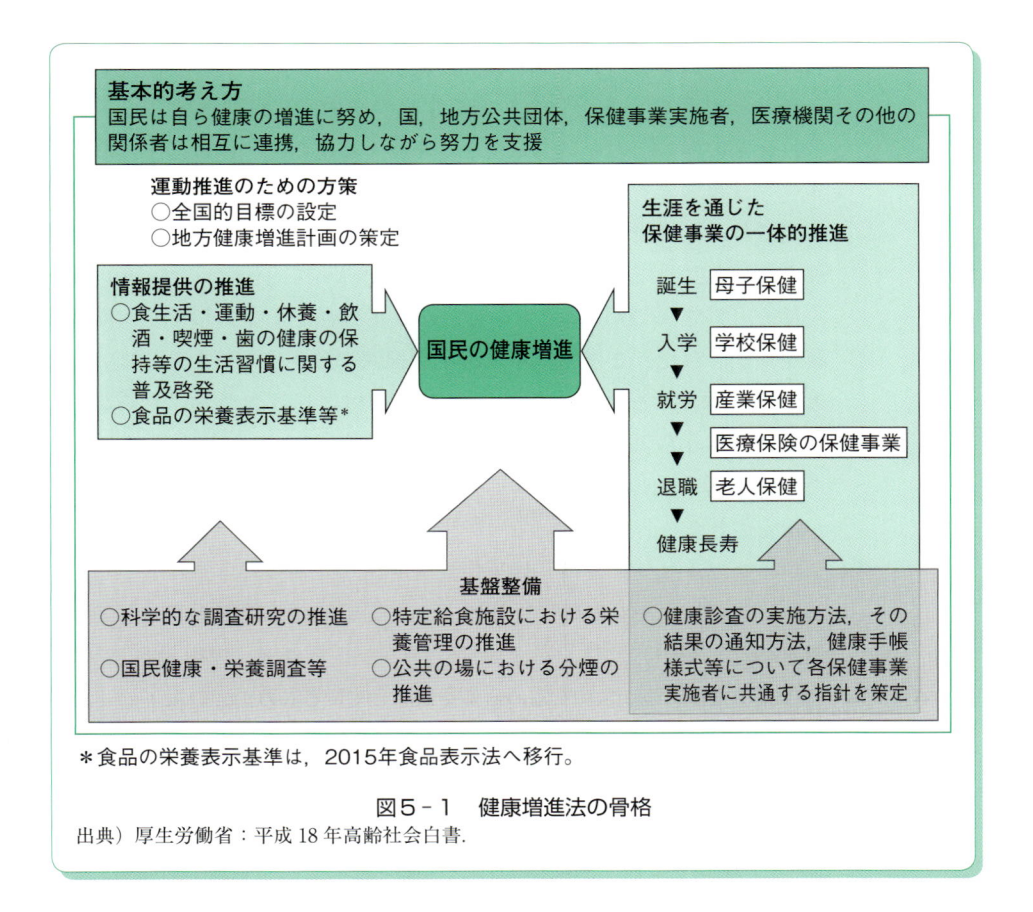

基本的考え方
国民は自ら健康の増進に努め，国，地方公共団体，保健事業実施者，医療機関その他の関係者は相互に連携，協力しながら努力を支援

運動推進のための方策
○全国的目標の設定
○地方健康増進計画の策定

情報提供の推進
○食生活・運動・休養・飲酒・喫煙・歯の健康の保持等の生活習慣に関する普及啓発
○食品の栄養表示基準等＊

国民の健康増進

生涯を通じた保健事業の一体的推進
誕生　母子保健
▼
入学　学校保健
▼
就労　産業保健
▼
　　　医療保険の保健事業
▼
退職　老人保健
▼
健康長寿

基盤整備
○科学的な調査研究の推進
○国民健康・栄養調査等
○特定給食施設における栄養管理の推進
○公共の場における分煙の推進
○健康診査の実施方法，その結果の通知方法，健康手帳様式等について各保健事業実施者に共通する指針を策定

＊食品の栄養表示基準は，2015年食品表示法へ移行。

図5-1　健康増進法の骨格

出典）厚生労働省：平成18年高齢社会白書．

なお，従来の栄養改善法は健康増進法に引き継がれ廃止となるが，管理栄養士および栄養士は，健康増進法に基づいて引き続き生活習慣改善のための栄養相談や栄養指導を行うことと明記されている。

2.3 母子保健の関係法
（1）児童福祉法・母子保健法

戦後の母子保健対策では，1947（昭和22）年に児童福祉法が制定され，妊娠の届け出，妊産婦および乳児，児童に対する健康診査や保健指導，児童の養育に必要な給付，支援事業や福祉施設について規定された。

その後，1965（昭和40）年に母子保健法が制定され，妊産婦になる前の段階からの女性の健康管理を含めた一貫した総合的な母子保健対策が推進されることとなり，児童福祉法で規定されていた妊娠の届け出，妊産婦および乳児，児童に対する健康診査や保健指導は母子保健法に移行された。同法によって，保健指導，妊婦・新生児・未熟児の家庭訪問指導，未熟児への養育医療の給付，妊産婦と乳幼児の健康診査の実施が規定され，疾病の早期発見と早期治療のシステムや支援体制が整った。図5－2は，主な母子保健対策をまとめたものである。

（2）（新）エンゼルプラン・健やか親子21

1980年代以降の少子化や共働き家庭の増加，家庭や地域における子育て機能の低下，児童虐待の増加など，児童を取り巻く環境の変化に対応するため，1994（平成6）年に「今後の子育て支援のための施策の基本的方向について」（エンゼルプラン）が策定された。以後，母子保健対策と少子化対策は母子を取り巻く社会環境整備の必要性から，連動して展開されるようになった。

1997（平成9）年には児童福祉法が改正され，子育てしやすい環境の整備や支援事業が追加された。また，同年に母子保健法が改正され，3歳児健康診査の実施など身近な母子保健サービスが保健所から市町村に移管された。さらに，1999（平成11）年には女性が生涯に出産する子どもの平均数である合計特殊出生率が1.34と低下したことから「重点的に推進すべき少子化対策の具体的実施計画」（新エンゼルプラン）が策定された。

新エンゼルプランには，母子保健医療体制の整備も含まれていたが，主として保育サービスの拡大や育児休業推進など子育て環境の整備を中心としていたため，母子の健康増進対策の方向性を示す必要があった。そこで，健康日本21の一環としての健やか親子21が策定された。その主な取り組み課題として以下の4点が掲げられた。

① 思春期の保健対策の強化と健康教育の推進。
② 妊娠・出産に関する安全性と快適さの確保と不妊対策支援。
③ 小児保健医療水準を維持・向上させるための環境整備。
④ 子どもの心の安らかな発達の促進と育児不安の軽減。

図5-2　母子保健対策の体系

2021（令和3）年4月現在

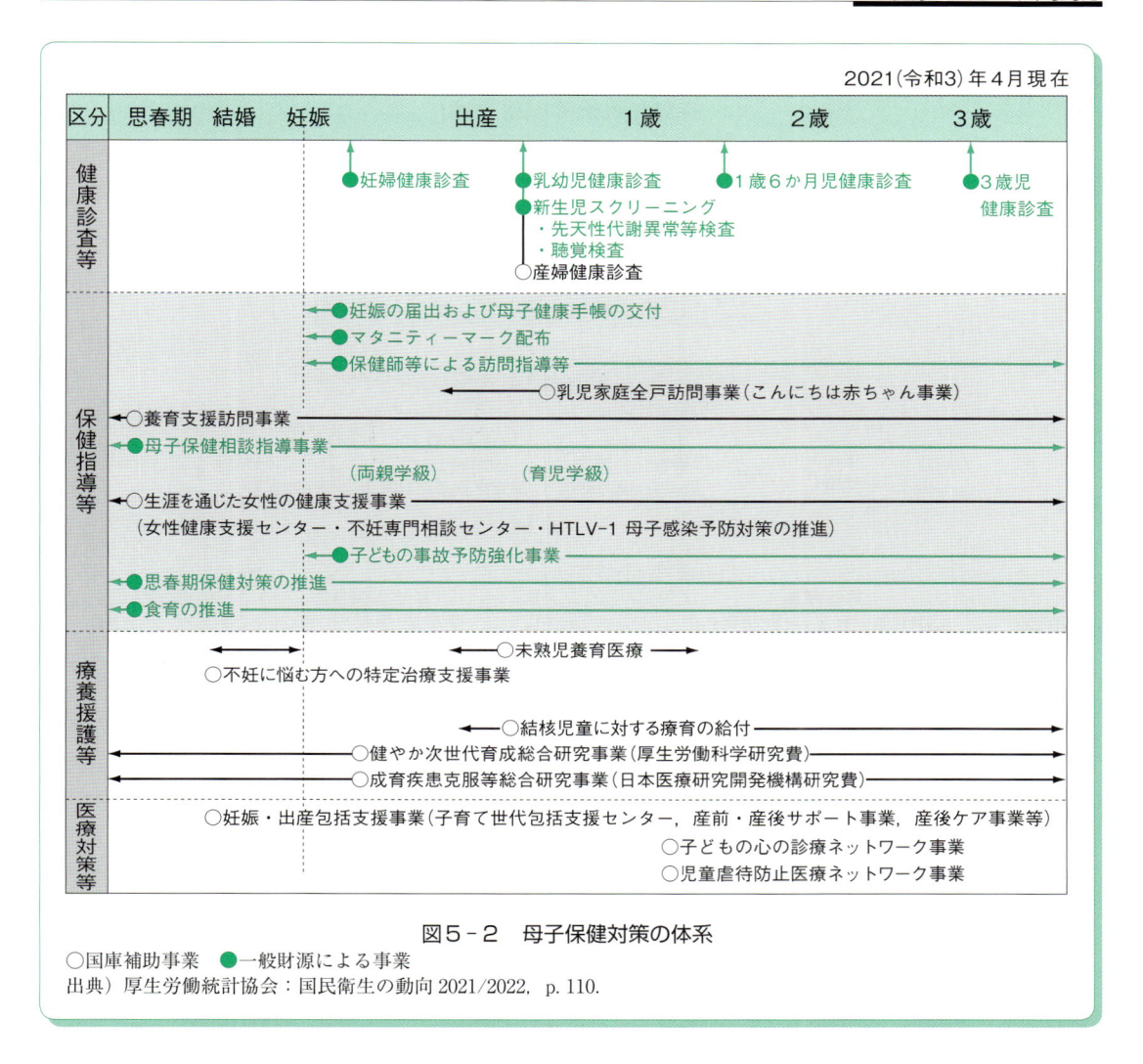

区分	思春期	結婚	妊娠	出産	1歳	2歳	3歳
健康診査等			●妊婦健康診査	●乳幼児健康診査 ●新生児スクリーニング ・先天性代謝異常等検査 ・聴覚検査 ○産婦健康診査	●1歳6か月児健康診査		●3歳児健康診査
保健指導等	●養育支援訪問事業 ●母子保健相談指導事業 ○生涯を通じた女性の健康支援事業 （女性健康支援センター・不妊専門相談センター・HTLV-1母子感染予防対策の推進） ●思春期保健対策の推進 ●食育の推進		←●妊娠の届出および母子健康手帳の交付 ←●マタニティーマーク配布 ←●保健師等による訪問指導等 ←○乳児家庭全戸訪問事業（こんにちは赤ちゃん事業） （両親学級）　（育児学級） ←●子どもの事故予防強化事業					
療養援護等	○不妊に悩む方への特定治療支援事業 ●健やか次世代育成総合研究事業（厚生労働科学研究費） ●成育疾患克服等総合研究事業（日本医療研究開発機構研究費）			←○未熟児養育医療→ ←○結核児童に対する療育の給付				
医療対策等			○妊娠・出産包括支援事業（子育て世代包括支援センター，産前・産後サポート事業，産後ケア事業等） ○子どもの心の診療ネットワーク事業 ○児童虐待防止医療ネットワーク事業					

○国庫補助事業　●一般財源による事業
出典）厚生労働統計協会：国民衛生の動向 2021/2022, p. 110.

健やか親子21は，当初，2001（平成13）〜2010（平成22）年の実施期間であったが，後述する次世代育成支援対策と連動して2014（平成26）年まで延長された。さらに，2015（平成27）年度からは，健やか親子21（第2次）が始まっている（図5-3）。

（3）少子化対策基本法・次世代育成支援対策推進法

2003（平成15）年には，進行する少子化対策として，次世代の社会を担う子どもを安心して産み，育てることができる環境づくりの整備を目指して，**少子化社会対策基本法**が制定され，雇用環境の整備，保育サービスの充実や地域社会における子育て

第5章 健康づくりの施策

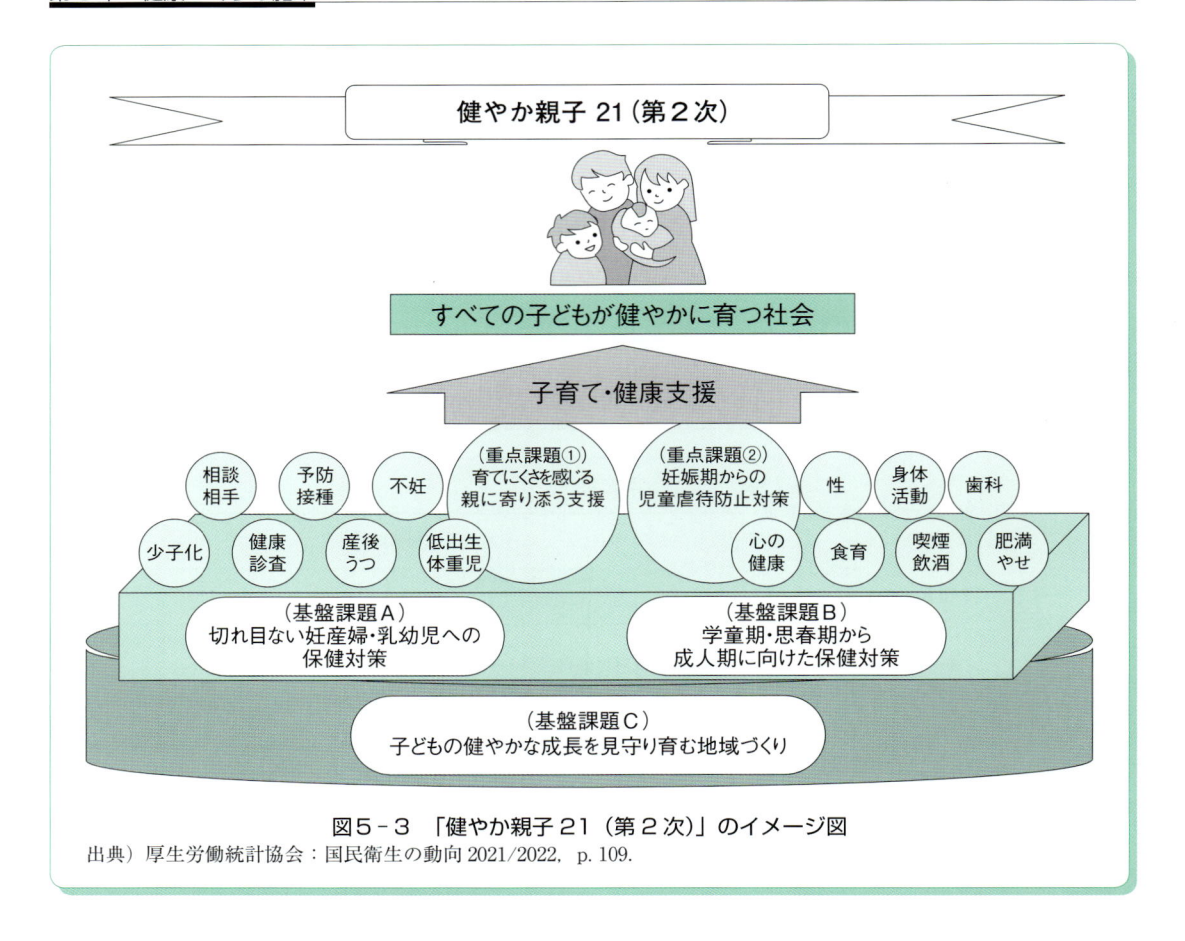

図5-3 「健やか親子21（第2次）」のイメージ図
出典）厚生労働統計協会：国民衛生の動向 2021/2022, p.109.

支援体制の整備等が規定されている。

　また同年には，次世代育成支援対策推進法が制定され，都道府県，市町村は，国の行動計画指針に基づいた次世代育成行動計画を策定することとした。

　翌2004（平成16）年に，総合的な施策展開の指針として少子化社会対策大綱が策定され，その具体的実施計画として子ども・子育て応援プランが策定された。この子ども・子育て応援プランは5年後の2009年に終了したため，2010（平成22）年に子どもと子育てを応援する社会づくりを目指した子ども・子育てビジョンが策定された。

　子ども・子育てビジョンの基本的な考え方は，「社会全体で子育てを支える」「希望がかなえられる」ということである。「社会全体で子育てを支える」とは，①子どもを大切にする，②ライフサイクル全体を通じて社会的に支える，③地域のネットワークで支えるということ，「希望がかなえられる」とは，①生活・仕事・子育てを総合的に支える，②格差や貧困を解消する，③持続可能で活力ある経済社会が実現

することを内容としている。

また，目指すべき社会への政策4本柱と12の主要施策が示されている。政策4本柱とは，以下の4点である。
① 子どもの育ちを支え，若者が安心して成長できる社会へ。
② 妊娠，出産，子育ての希望が実現できる社会へ。
③ 多様なネットワークで子育て力のある地域社会へ。
④ 男性も女性も仕事と生活が調和する社会へ（ワーク・ライフ・バランスの実現）。

（4）食育基本法と食育推進基本計画

近年，朝食の欠食などの食生活の乱れや思春期でのやせ願望にみられる食生活のアンバランスが心と身体の健康問題が生じている現状から，乳幼児期からの適切な食事のとり方や食習慣の定着，食を通じた豊かな人間性の育成を目指して，2005（平成17）年に食育基本法が制定された。2006（平成18）年には，家庭や学校等における食育の推進，地域における食生活改善の取り組みの推進などの方針や目標を示した食育推進基本計画が策定され，5年ごとに見直しが行われ，2021（令和3）年には第4次食育推進基本計画が策定されている。

2.4 高齢者保健・介護関係法
（1）高齢者保健関連法
1）老人福祉法・老人保健法

高齢者保健では，1963（昭和38）年に制定された老人福祉法によって，老人健康診査が開始され，翌年，一部負担金を公費で補助する老人医療費支給制度が発足した。その後，老人保健学級，在宅老人機能回復訓練事業に加えて，老人健康相談事業，在宅老人家庭訪問指導事業を一貫して行う老人保健医療総合対策開発事業がモデル市町村において実施されるようになった。

第1次国民健康づくり運動の法的基盤として，1982（昭和57）年に老人保健法が制定され，高齢者になる前の段階からの保健医療対策が総合的・体系的に整備された。老人保健法に基づく保健事業には，① 健康手帳の交付，② 健康教育，③ 健康相談，④ 健康診査，⑤ 機能訓練，⑥ 訪問指導に加え，⑦ 医療等があり，市町村が実施主体となっている。①から⑥までの保健事業は40歳以上の住民を対象とし，⑦医療等については75歳以上と65歳以上75歳未満の寝たきりの者である。

2）（新）ゴールドプラン・ゴールドプラン21

老人保健法の制定後，増加する高齢者に対応する保健福祉施策の充実対策として，1989（平成元）年に「高齢者保健福祉推進10か年戦略」（ゴールドプラン），1994（平成6）年には目標値を新規に設定した新ゴールドプラン，健康日本21が開始された2000（平成12）年にはゴールドプラン21が策定された。これは，介護サービス基盤の整備，認知症高齢者支援対策の推進，元気高齢者づくり対策の推進など介護予

防，生活支援などを推進することにより，高齢者の自立支援と生きがいを持って社会参加ができる社会を作ろうとするものである。

2006（平成18）年から，65歳以上の高齢者に対する健康教育，健康相談，機能訓練，訪問指導は，介護保険法の改正により創設された地域支援事業へ移行した。

3）高齢者医療確保法

2006（平成18）年の医療制度改革で老人保健法が「高齢者の医療の確保に関する法律」（略称，高齢者医療確保法）に改正された。それによって，従来40歳以上74歳までの者に実施されていた健康診査は，腹囲と血圧・血糖・脂質等の結果からメタボリックシンドローム（内臓脂肪症候群）の早期発見と早期介入による重症化予防対策を目的とした特定健康診査・特定保健指導として2008（平成20）年から開始されている。特定健診・特定保健指導の実施者は，医療保険者（医療保険組合）に義務づけられている。実施後5年を経過した2013（平成25）年に評価することとなっており，特定健診実施率は，初年度の2008（平成20）年が39％，2011（平成23）年では45％とあまり増加していない状況であるため，2013（平成25）年4月の厚生労働省による中間とりまとめでは，現行の腹囲計測値を中心とした基準を継続し，実施率70％を目指すこととなり，その後も同じ目標となっている。2019年（令和元）年度実施率は55.6％である。

また，老人保健法による医療等については，2008（平成20）年より75歳以上の後期高齢者は後期高齢者医療制度を創設し，従来の医療制度から切り離し，65歳から74歳の前期高齢者の退職者医療制度は廃止された。

図5-4に老人保健法の改正についてまとめた。

（2）介護保険法

高齢化の進展に伴い，要介護高齢者の増加，介護期間の長期化など高齢者を抱える家族の介護負担や疾病のある高齢者の長期間の社会的入院による医療費の増加などが社会的な問題となっていたことから，従来の老人福祉と医療制度での対応では限界があるとして，1997（平成9）年に介護保険法が制定された。そして，「介護を国民皆で支え合う」という考えのもとに，保健・医療・福祉にわたり総合的に介護サービスを提供する仕組みとして2000（平成12）年から介護保険制度が施行された。

この制度は，40歳以上の者が被保険者として支払う介護保険料と国，都道府県，市町村の負担額を財源としている。介護が必要となった場合，介護認定調査を経て，要介護状態区分1から5までの「要介護」に認定されると介護給付がなされる。介護サービスの利用にあたっては利用者が自らの意志に基づいて選択できるようになる。被保険者は，65歳以上の第1号被保険者と40歳以上65歳未満の第2号被保険者に区分される。第1号被保険者は給付認定がなされれば原因を問わず利用できるが，第2号被保険者は末期がんなどの特定疾患で認定された場合に利用することができる。

介護保険制度の開始後，高齢化の進行に伴い要介護者の増加による介護費用が急速

2. 健康づくりの法的対応

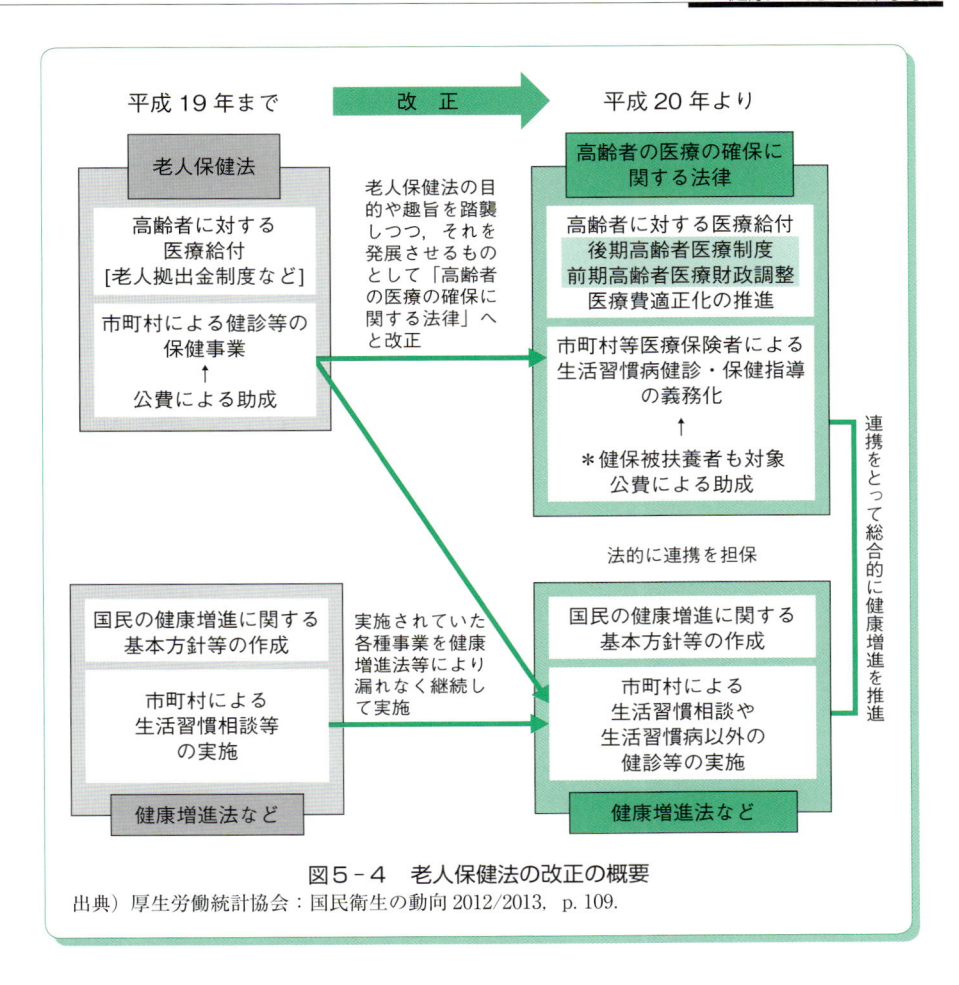

図5-4 老人保健法の改正の概要
出典）厚生労働統計協会：国民衛生の動向 2012/2013，p. 109.

に増大したため制度の見直しが行われ，2006（平成18）年に介護保険法が改正された。介護予防に重点を置いた予防重視型システムへの転換，施設給付の見直し，地域密着型サービスや地域包括ケアシステムの拠点として地域包括支援センターが創設された。また，要介護1の前段階として「要支援1・2」が新設され，対象者の範囲，サービス内容，マネジメント体制を見直した新たな予防給付や要介護になる可能性のある高齢者を把握し，転倒防止のための下肢筋力向上や栄養改善，閉じこもり予防などの介護予防事業が市町村を実施主体として展開されるようになった。図5-5は，介護サービスの利用の手続きを示したものである。

2.5 がん対策基本法

わが国では，1981（昭和56）年よりがんが死亡原因の1位で現在まで継続しており，国民の3人に1人ががんで死亡する状況となっている。しかし，専門的ながん医療が受けられるのは一部の都市に限られるなど医療の地域格差が生じており，国民の生命および健康にとって重大な問題となっている。このような状況を受け，1984（昭

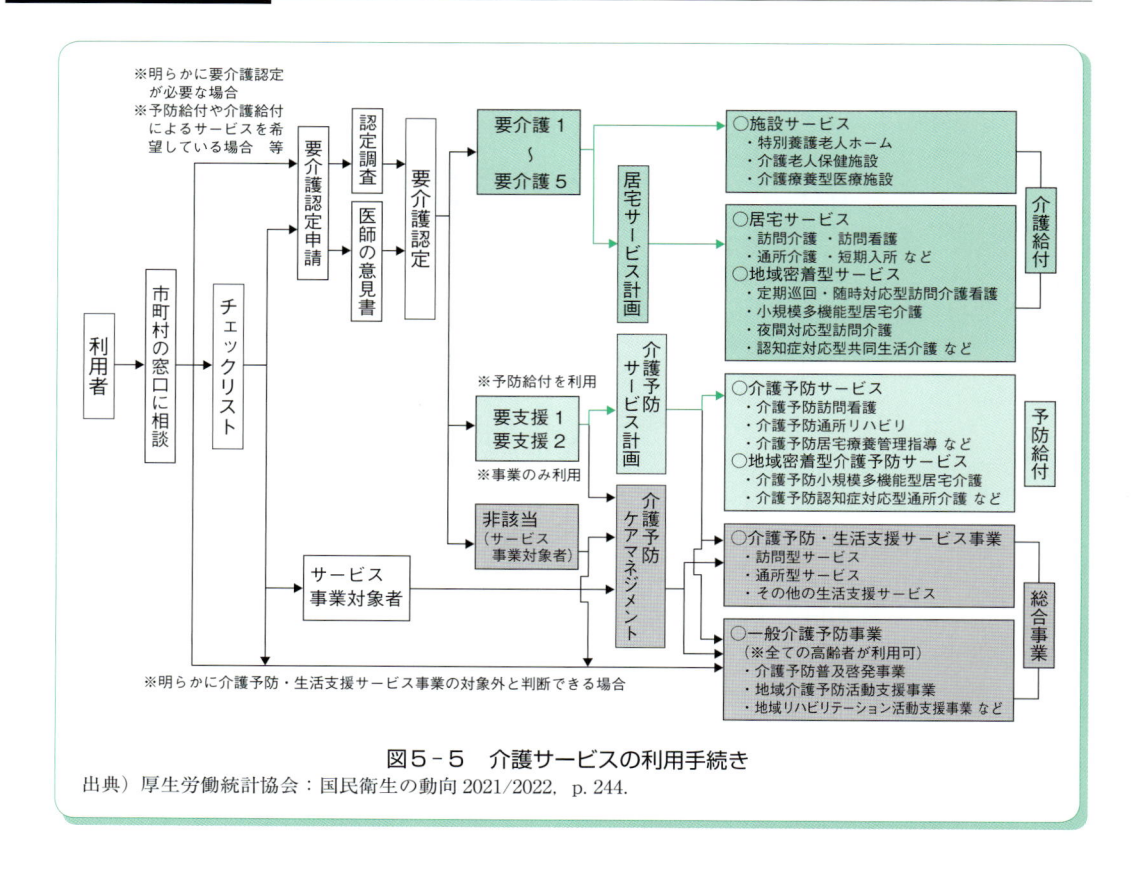

図5-5　介護サービスの利用手続き
出典）厚生労働統計協会：国民衛生の動向 2021/2022, p. 244.

和59）年に「対がん10か年総合戦略」，1994（平成6）年に「がん克服新10か年計画」が策定された。さらに2007（平成19）年には，①がん予防および早期発見の推進，②がん医療の均てん化の促進等，③研究の促進等を基本的施策とした**がん対策基本法**が施行された。

がん対策基本法では，国の責務として「がん対策基本計画」を策定し，がん対策の推進に関する基本的な方向性を明らかにすること，それを基に都道府県は地域特性を踏まえて「都道府県がん対策推進計画」を策定することとし，全都道府県にがん診療連携拠点病院と二次医療圏に1か所の地域がん診療連携拠点病院の設置をするなど，がん医療の地域格差を減少し，国民が水準の高いがん医療および終末期（緩和）ケアが受けられるようにすることを目指している。

3. 組織と従事者

3.1　保健行政の体系

わが国における保健行政の体系は，一般的に，①一般保健行政，②環境保健行政，③産業保健行政，④学校保健行政に分けられている（図5-6）。このうち，地域住民を対象とした一般衛生行政の体系は，基本的には「厚生労働省－都道府県－保健所－市町村」という体系が確立されている。なお，政令市および都の特別区では，「厚

図5-6 保健行政組織の概略

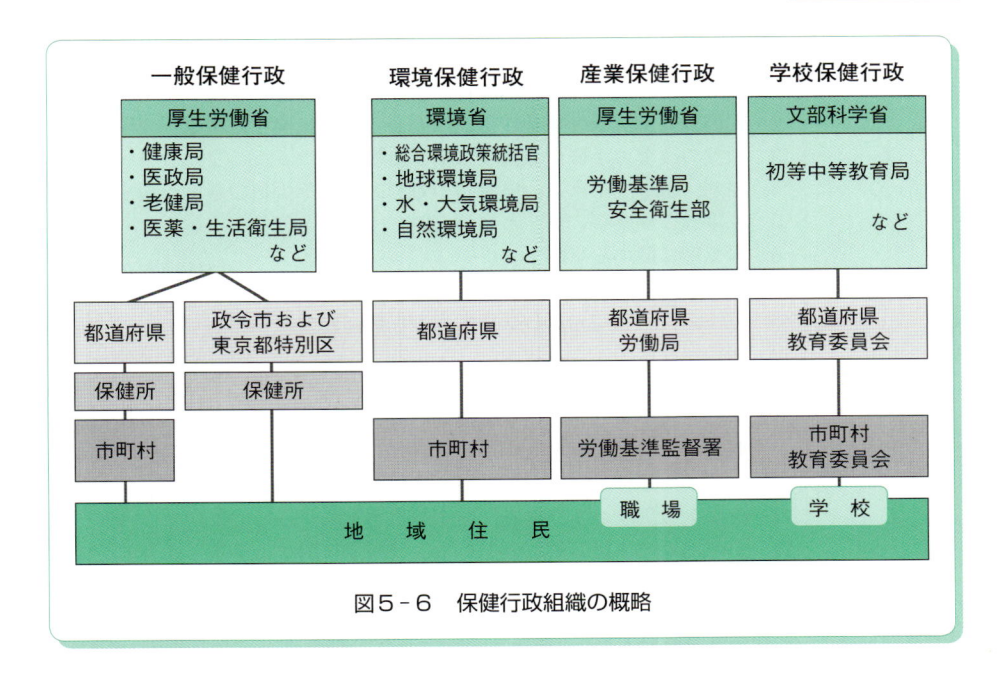

生労働省－政令市および都の特別区－保健所」で体系化されている。

3.2 保健所・市町村保健センター
（1）保健所
　保健所は，疾病の予防，健康増進，環境衛生など公衆衛生活動の中心的機関として，地域住民の生活と健康に極めて重要な役割を担っている。

　わが国の保健所は1937（昭和12）年に保健所法により設置されたが，当時の健康課題であった感染症の拡大を阻止するための取り締まり業務に重点を置いた機関であった。その後の第二次世界大戦後に日本国憲法が制定され，国民の生活の進歩向上が国家義務となったことに伴い，公衆衛生の考え方も大きな転換をすることとなった。それを受けて1947（昭和22）年に新保健所法が制定され，保健所は健康相談，保健指導のほか，医事薬事，食品衛生，環境衛生などに関する行政機能を持ち，公衆衛生の第一線機関となった。その後，1994（平成6）年に保健所法は地域保健法に改称されるが，保健所の業務は地域における公衆得生の向上と増進を図るため，表5-5に示した14項目についての指導や事業を行うこととされている。

（2）市町村保健センター
　多様化・高度化する健康課題に対応するため，旧厚生省は第一次国民健康づくり対策開始時期より市町村保健センターの整備を推進してきた。市町村保健センターの設置が法的に明確に位置づけられたのは，1994（平成6）年の地域保健法の制定からである。市町村保健センターは，健康相談，保健指導および健康診査そのほか地域保健

表5-5 保健所の業務（地域保健法第6・7条より）

1. 地域保健に関する思想の普及および向上に関する事項
2. 人口動態統計その他地域保健にかかる統計に関する事項
3. 栄養の改善および食品衛生に関する事項
4. 住宅，水道，下水道，廃棄物の処理，清掃その他の環境の衛生に関する事項
5. 医事および薬事に関する事項
6. 保健師に関する事項
7. 公共医療事業の向上および増進に関する事項
8. 母性および乳幼児ならびに老人の保健に関する事項
9. 歯科保健に関する事項
10. 精神保健に関する事項
11. 治療方法が確立していない疾病その他の特殊の疾病により長期に療養を必要とする者の保健に関する事項
12. エイズ，結核，性病，伝染病その他の疾病の予防に関する事項
13. 衛生上の試験および検査に関する事項
14. その他地域住民の健康の保持および増進に関する事項

また，地域住民の健康の保持および増進を図るため必要があるときは，次に掲げる事業を行うことができる。
1. 所管区域にかかる地域保健に関する情報を収集，管理，活用すること。
2. 所管区域にかかる地域保健に関する調査および研究を行うこと。
3. 歯科疾患その他厚生労働大臣の指定する疾病の治療を行うこと。
4. 試験および検査を行い，ならびに医師，歯科医師，薬剤師その他の者に試験および検査に関する施設を利用させること。

に関し，地域住民への直接的な対人保健サービスを総合的に行う拠点である。

3.3 職員の設置・活動
（1）職員の設置

　保健所には，医師，歯科医師，保健師，薬剤師，獣医師，診療放射線技師，臨床検査技師，管理栄養士など，その業務を行うために必要な職員を置くこととされている。

　保健所の所長は，医師であって3年以上公衆衛生の実務経験がある者か，専門教育を修了した者あるいはそれに匹敵する技術・経験を有する者でなくてはならないと規定されている（なお，2009年3月に特例措置として医師以外の正職員が最長4年を限度に保健所長になれるようになった）。

　市町村保健センターには，センター長や職員の資格や専門性についての規定がなく，保健師以外は明確な人員配置の規定はない。市町村で保健活動に従事する市町村保健師の前身は国民健康保険（国保）保健師であったが，第1次国民健康づくり運動の開始に伴う市町村の健康づくり体制整備の一環として，国保保健師が市町村保健師として配置されることとなる。地域保健法の制定後，市町村が弾力的に保健師を増員することができるよう財源措置が行われるようになり，市町村が実施主体となる保健

事業や地域保健の課題が増加している背景もあり、保健所保健師数が統廃合により減少している一方で市町村保健師は増加している。

（2）職員の活動

保健所は地域保健の広域的・専門的・技術的拠点としての機能があるため、所持資格の専門性によって担当する業務は異なる。例えば、薬剤師は感染症対策や食品衛生に関する活動を担当し、管理栄養士は集団給食施設の指導や栄養関連の調査および健康増進活動などである。保健師は母子保健・精神保健・難病および感染症対策に関連する事業推進に向けての関係機関および他職種との連携のほか、広域の健康課題の把握と健康増進活動の計画立案などを行っている。

市町村保健センターでは、主に保健師が住民の健康課題の把握に基づき、母子保健から高齢者保健（介護保険事業関連を含む）までの各発達段階における健康診査・健康相談・保健指導（家庭訪問を含む）などの保健事業の計画・実施・評価を担当している。また障がい者の保健福祉にもかかわっている。地域ケアシステムの構築や健康増進推進活動では、地域の関連機関や他の専門職種との連携協働を行っている。

第5章 まとめ

1. 日本における健康づくり対策は、二次予防から一次予防へ、また健康課題の変化に対応して展開されてきた。
2. 第1次国民健康づくり対策は、①生涯を通じる健康づくりの推進、②健康づくりの基盤整備、③健康づくりの啓発・普及が3本柱で、早期発見と早期治療の二次予防と栄養改善に重点を置いた。
3. 第2次国民健康づくり対策「アクティブ80ヘルスプラン」は、食事・運動・休養・たばこの一次予防に重点を置き、健康習慣の確立を重視した。
4. 第3次国民健康づくり対策「健康日本21」（2000年）は、生活習慣病の発病を予防する一次予防に重点を置き、壮年期死亡の減少と健康寿命の延伸を図ることを目的とし、9つの分野で具体的な目標を提示し、都道府県・市町村にも健康増進計画策定を求めた。
5. 「健康日本21」の法的基盤として健康増進法（2002年）が制定され、健康診査の実施および保健指導の実施に関することや受動喫煙の防止対策が規定された。
6. 「生活習慣病対策の推進」と「介護予防」を柱とする「健康フロンティア戦略」が2005年から10ヵ年戦略として策定された。
7. 新健康フロンティア戦略（2007年）は、①子どもの健康、②女性の健康、③メタボリックシンドローム克服、④がん克服、⑤こころの健康、⑥介護予防、⑦歯の健康、⑧食育、⑨運動・スポーツの9つが、国民自らが取り組んでいく分野として設定された。
8. 第4次健康づくり対策として、2012（平成24）年に「21世紀における第2次国民健康づくり運動」（健康日本21：第2次）が策定された。生活習慣病やこころの健康など5分野53項目の目標が設定され、健康寿命の延伸と健康格差の縮小が盛り込まれた。

第5章 健康づくりの施策

⑨ 保健所法が地域保健法に，栄養改善法が健康増進法に改称された。
⑩ 健康増進法では，国民健康・栄養調査の実施と受動喫煙の防止が規定されている。
⑪ 母子保健の関係法は，児童福祉法を経て母子保健法で総合的に体系化されるが，エンゼルプラン，新エンゼルプラン，エンゼルプラン21，子ども・子育て支援対策・食育基本法などによる施策が推進されてきた。
⑫ 高齢者保健の関係法は，老人福祉法に始まり老人保健法で体系化されたが，ゴールドプラン，新ゴールドプラン，ゴールドプラン21などの施策が展開された。
⑬ 老人保健法による健康診査は，40～74歳までは高齢者医療確保法による特定健康診査・特定保健指導として医療保険者によって実施され，また，老人保健法による老人医療（75歳以上）も高齢者医療確保法（後期高齢者医療制度）によって実施されるように改正された。
⑭ 介護保険法では，被保険者は第1号被保険者と第2号被保険者に区分され，要介護1から要介護5には介護給付が，要支援1・2には予防給付がなされるようになった。
⑮ わが国における保健行政の体系は，一般的に①一般衛生行政，②環境保健行政，③産業保健行政，④学校保健行政に分けられている。
⑯ 地域住民を対象とした一般衛生行政の体系は，「厚生労働省－都道府県－保健所－市町村」と「厚生労働省－政令市および都の特別区－保健所」で体系化されている。

第 6 章
健康管理の進め方

1. 健康管理の考え方

1.1 健康管理の多様な考え方

健康管理という言葉は，さまざまな考え方および使われ方がなされている。

1）集団特性に基づく考え方

職場の健康管理，学校の健康管理，地域の健康管理，家庭の健康管理というように集団を対象とし，その集団特性に基づく活動として使われ，そして，各種集団に対して健康診断および健康診査を実施し，疾病の早期発見・早期治療を主眼とする活動だと理解されている。

2）疾病管理と同義の考え方

循環器疾患・がん・糖尿病等の予防と健康管理というように，疾病予防と対比または並列する意味での疾病管理を健康管理とする考え方がある。

3）狭義と広義に区分する考え方

健康な人およびその集団を対象とするもの，つまり健康時における管理を「狭義の健康管理」と称し，この健康管理（狭義）と疾病管理を連続的に統合した管理を「広義の健康管理」とする考え方がある。

4）疾病の自然史に基づく考え方

健康な状態から半健康な状態へ，そして，疾病の発生を経て死亡に至るという疾病の自然史を前提とし，それぞれの段階における効果的な疾病予防と健康の回復および疾病の改善を図ることが健康管理だといわれたりする。

5）セルフケアと同義の考え方

昨今，生活習慣病の増加につれて，住民の健康意識は高揚し，それに伴って体重や血圧を自主的に測定したり，望ましい生活習慣を確立するよう努力をしたりするなど，セルフケア，つまり自己の健康管理の必要性が強調されてきている。

1.2 健康管理の定義

諸家の健康管理の定義をみると，次のようになる。

① 健康管理とは「疾病を予防し，健康を保持・増進するという目的を達成するために，時間，エネルギー，費用などの消費をできるだけ少なくして要求される成果を得ることであり，人と物質のポテンシャルを統合し，一定の目標を達成することを促

進する一つのプロセス」である（田中恒男）。

② 健康管理とは「人びとの生活の基盤の中で，自らの健康を保持・増進あるいは回復させ，生活の向上を図っていくのに必要な保健・医療技術を組織的に提供し，人びとの健康生活を支援する一連の活動のプロセス」である（松本信雄）。

③ 健康管理とは「個人および集団の疾病を予防し，健康の維持・増進ならびによりよい健康生活を送るための計画的な実践活動」である（大森正英）。

これらの見解は次のことを強調した考え方だといえる。① では特に社会資源は有限であるためにその消費をできるだけ少なくして一定の目標達成を図ることであり，② では自主的な健康管理と資源の組織的提供，③ では対象と計画的活動である。

以上のような見解を踏まえると，健康管理は次のように定義できよう。

④ 健康管理とは，個人および集団を対象に，それらの疾病予防と健康の保持・増進あるいは健康の回復および疾病の改善を図ることを目的として，社会資源（人・物・金など）を効率よく組織的・計画的に提供し，人びとの自主的な健康生活の確立を支援する実践的活動である（宮城重二）。

2. 健康管理の方法

2.1 「計画－実施－評価」の体系

健康管理の体系は，フィードバック・システムを内包した「計画－実施－評価」の体系として把握され，基本的には，① 問題の発見・分析（対象把握を含む），② 計画の作成（目標設定を含む），③ 計画の実施，④ 評価（フィードバックを含む）というような手順で進められる技術体系としてまとめることができる（図6－1）。

（1）問題の発見・分析（対象把握を含む）

1）集団特性の把握

対象集団の人口学的，地理学的，文化的，経済的特性などに関するさまざまな情報を収集し，まずその把握に努める必要がある。例えば，人口学的な特性として，若年者が多いとわかれば母子保健の問題が，一方，高齢者が多いとなれば成人および高齢者保健の問題が重視されることが予測される。

2）健康上の問題（ヘルスニーズ）の発見

次に，その対象集団（個人を含む）における健康上の問題点を発見することである。つまり，傷病の発生や死亡の状況，自覚症状の発現状況，悪い生活習慣や各種のリスクファクターなどに関する既存データによって，あるいは新たな調査によって，どのような健康上の問題点があるかを明らかにすることである。

3）問題の分析

さらに，健康上の問題点が見い出されると，次はその問題分析が必要である。例えば，脳卒中の死亡率がかなり高いという問題点が発見されたとき，性別，年齢別，地区別，年次別，病態別などについて，その問題点をさらに詳細に分析する。そして，

2. 健康管理の方法

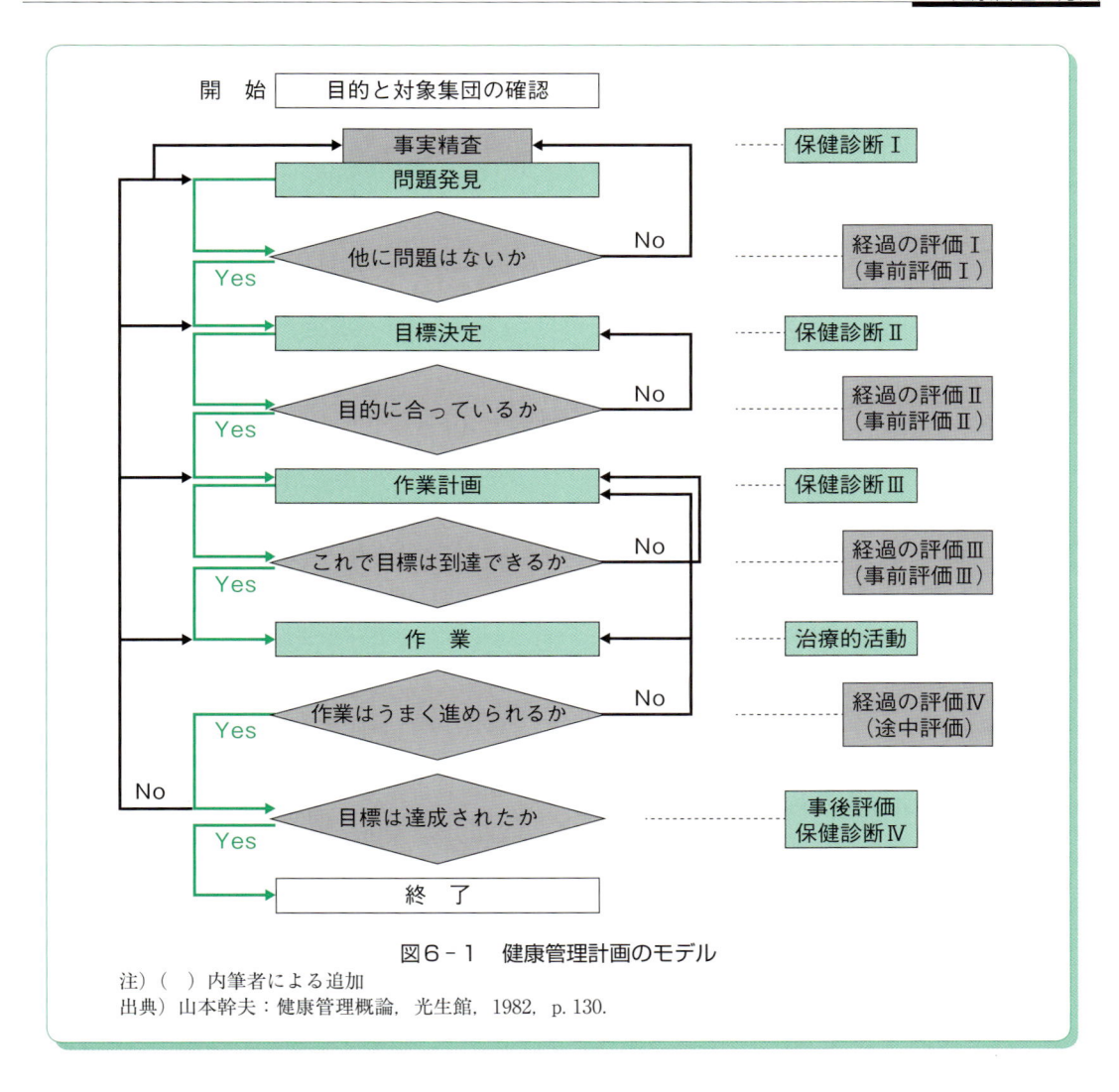

```
開 始 → 目的と対象集団の確認
          ↓
        事実精査 ……… 保健診断Ⅰ
          ↓
        問題発見
          ↓
       他に問題はないか  No ……… 経過の評価Ⅰ（事前評価Ⅰ）
       Yes ↓
        目標決定 ……… 保健診断Ⅱ
          ↓
       目的に合っているか  No ……… 経過の評価Ⅱ（事前評価Ⅱ）
       Yes ↓
        作業計画 ……… 保健診断Ⅲ
          ↓
       これで目標は到達できるか  No ……… 経過の評価Ⅲ（事前評価Ⅲ）
       Yes ↓
        作 業 ……… 治療的活動
          ↓
       作業はうまく進められるか  No ……… 経過の評価Ⅳ（途中評価）
       Yes ↓
       目標は達成されたか ……… 事後評価 保健診断Ⅳ
       Yes ↓
        終 了
```

図6-1　健康管理計画のモデル

注）（　）内筆者による追加
出典）山本幹夫：健康管理概論，光生館，1982，p.130.

問題分析の結果，脳卒中の中でも特に脳出血が中高年男性において比較的に多い場合（A）と，脳梗塞が男女を問わず中高年において経年的に増加してきている場合（B）とでは，その後に続く目標設定や実施計画のあり方は異なるものとなる。

（2）計画の作成（目標設定を含む）

　目標を設定し実施計画を作成するが，目標の設定にあたっては，それが健康管理の目的つまり疾病予防と健康の保持・増進あるいは健康の回復および疾病の改善を図ることが実現可能かをよく検討することである。
　そのためには，発見された健康上の問題点について詳細に分析し，解決の優先順位および必要度や実施の可能性などを明確にしたうえで，最も効果が期待できる具体的な目標を設定し，実施計画を作成することが重要である。例えば，前記（A）の場合

は，中高年男性をターゲットにして，その高血圧管理や減塩指導を徹底する（脳出血の最も重要な危険因子を除去する）ための実施計画を作成する．つまり，ハイリスク・アプローチ（p. 71 参照）に基づく計画作成を行う．

一方，前記（B）の場合は，脳梗塞の最も重要な危険因子である動脈硬化の促進因子（エネルギーや動物性脂肪の過剰摂取，運動不足など）を除去するための実施計画を作成することである．この場合は，中高年集団全体に対して食生活の改善や身体活動の実践などを推進するというポピュレーション（集団）・アプローチ（p. 71 参照）に基づく計画作成を行う．

なお，「目的」と「目標」は日常用語としては同義に使うことが多いが，健康管理の計画およびその実施においては，目的を上位概念とし目標はその下位概念と考えよう．例えば，脳卒中予防という点から「脳卒中半減作戦」（目的）を設定する．そして，その目的を達成するためにハイリスク・アプローチ（前記 A の場合）が望ましいと考えられれば，ハイリスク群（高血圧者）をどのように把握し（この場合，血圧測定をどう行うか，診断基準はどうするか，降圧剤服用者をどう扱うかなどが検討されるべきである），そのハイリスク群に対する血圧管理や減塩指導などをどのような方法で行うか，どのくらいの期間をかけて行うかなどを前提とする目標を設定するということになる．

（3）計画の実施

計画ができると，その計画に基づいて実施することになる．そして，計画作成およびその実施の段階において，6W1H1B について明確に整理しておく必要がある．6W とは，What, Why, Who, Whom, When, Where のことである．つまり，① What：なにを解決したいのか（どのような健康上の問題を解決したいのか），② Why：なぜ行うか（どのような目標で行うか），③ Who：誰が行うか（実施スタッフをどうするか），④ Whom：誰（どのような集団）を対象に行うか，⑤ When：いつまたはいつまでに行うか，⑥ Where：どのような場所で行うか，ということである．

1H は⑦ How：どのような方法で行うか，1B は⑧ Budget：どれだけの予算で行うかということである．しかも，これらのことは相互に影響し合うものであり，相互に関連づけながら整理する必要がある．

（4）評価（フィードバックを含む）

計画を実施した後には目標は達成されたか，次の事業計画へどうフィードバックするかなどの事後評価を行う必要がある．なお，評価についてはさらに後述する．

2.2 健康管理の評価

健康管理の評価には事後評価のみではなく，実施前，実施中における評価という考

え方がある。つまり，評価は健康管理計画のいずれの過程においても必要でかつ重要である（図6-1参照）。

（1）実施前の評価（事前評価）

事前評価は，実施計画を点検するうえでも，事後における目標の達成度を明確にするうえでも必要なことである。その内容は，計画作成に先駆けて，「問題の発見およびその分析は十分か」「他に問題はないか」「目標設定は目的にかなっているか」などを含む。また，作成された計画に対して，これで「目標は達成できる」などを含む。

（2）実施中の評価（途中評価）

計画を十分に検討して実施したとしても，実施中に問題が発生することはしばしばある。そこで，実施中でも速やかに柔軟に対応するために途中評価が必要である。この内容は，「進行は順調か」「作業はうまく進められるか」などについて，そのつど検討することを含む。

（3）実施後の評価（事後評価）

評価というと，事後評価をいう場合が多いが，作業全体の本格的な評価として重要である。その内容は，「目標は達成されたか」「結果を正しく把握しているか」「結果の分析は十分で妥当か」などを含む。そして，事後評価にはその評価を踏まえて，問題解決に向けての結果の活用と，次の事業計画へのフィードバックを含んでいる。

前記の6W1H1Bは，計画作成およびその実施の段階においても検討すべき点であるが，また，評価の各段階（事前・途中・事後評価）においても，それぞれの評価内容として重要な点である。特に，WhatとWhyは「目標が達成されたか」，Who, Whom, When, Where, Howは，対象設定や実施体制および実施方法が「妥当で適切であったか」，Budgetは「予算が適切であったか」「予算に見合う効果が得られたか」などの評価内容と深くかかわっているといえる。

3. 健康教育

3.1 健康教育の考え方

健康教育は，不特定多数の健康人を対象とした疾病の一次予防の手段としての役割がある（狭義）。また，この一次予防と半健康人や病人を対象とした疾病の二次予防および三次予防の手段として，つまり健康管理のすべての段階にかかわる最も基礎的な手段としての役割があるともいえる（広義）。

（1）健康教育の定義

WHOの専門委員会，日本医師会の健康教育委員会が，健康教育について，それぞれ次のような定義をしている。

1）WHO の定義（1969 年）

広義と狭義の考え方が示されている。広義の健康教育は，健康に関する態度や行動に影響する，個人・集団・地域住民の持つすべての経験と，さらに健康にとって必要なときにこれらの態度や行動に変容を起こそうとする努力やその過程を含むものである。一方，狭義の健康教育は，上述のすべてを網羅するような経験・努力・過程のうち，意図的に計画されたものだけを意味する。

例えば，牛乳を飲まなかった人が，たまたま牛乳を飲んでみたら（経験したら）おいしかったので，毎日飲むようにしているという場合は，広義の健康教育に含まれる。一方，骨粗しょう症の予防のために，栄養士の計画的な指導のもとに意識的に牛乳を飲んでいる場合は狭義の健康教育といえる。

2）日本医師会の定義（1976 年）

健康教育は生命の尊厳を前提とし，人びとが人類生存の基本的価値である健康の意義を十分に理解し，健康生活に対する意欲と能力を高め，個人，家族，地域の生活集団などの責任と連帯において，生涯にわたる包括的な健康生活を実践し，人間としてのすべての活動の基礎を固めることを目的とするものである。

この定義の要点は，健康の意義の理解，健康生活に対する意欲と能力の向上，そして，最終的には健康生活の実践である。

（2）健康教育の目的

健康教育の目的は，知識，態度，行動という3つの面がある（図6-2）。

1）知識の習得と理解

対象の個人や集団が正しい知識を習得し理解することである。例えば，たばこの有害性を知らなかった人が喫煙と肺がん発生との深いかかわりを知る。また，たばこの煙は周りの非喫煙者にも悪い影響を与えること（受動喫煙）を知ることである。

2）態度の変容

態度の変容とは望ましい態度を持つことである。例えば，たばこの有害性を知り禁煙に積極的になったとすれば，態度の変容が起こったことになる。そして，有害性に対して関心を持ち，禁煙しようとする努力が必要である。

3）行動の変容

行動の変容とは望ましいことを実行し，良くないことはやめることである。例えば，たばこの有害性を知り，禁煙に積極的になって実際に禁煙することである。行動を変容しようとする意欲と信念がなければ，行動変容にはつながらないであろう。

なお，健康教育は，「知識の習得・理解 → 行動の変容」という過程で行われることが多いが，知識の習得・理解がすべて行動につながるものではない。逆に「行動 → 理解」という過程もあり得る。つまり，ひとまず行動し，その過程を通してさまざまな知識を習得・理解するということである。いずれにしろ，健康教育の最終的な目的は，行動の変容つまり健康生活を実践することにある。

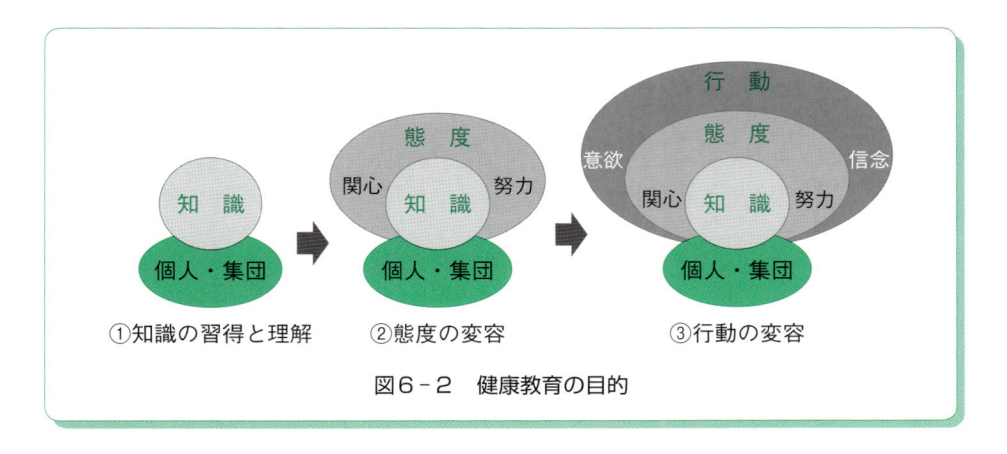

図6-2 健康教育の目的

①知識の習得と理解　②態度の変容　③行動の変容

3.2 健康教育の方法
(1) 健康教育の方法の分類

健康教育の方法は，その特徴と効果によって，主に**表6-1**に示したように分類される。健康教育の対象は，さまざまな特性を有する個人から集団まで広い範囲に及ぶ。したがって，健康教育の方法はその対象特性や目的によって，適切なものを選ぶ必要がある。

1) 個別教育・指導による方法

「健康相談」や「家庭訪問」などのように，個別的（個人的）働きかけによって，健康上の問題点を理解させ，その解決のための行動を実行させる，いわゆる「理解→実行」という効果をねらうものである。

2) 話し合いが中心となる集会による方法

「小集団教育」や「研究グループ」などによる方法である。対象者同士の「集団討議＋集団決定」を基本とし，健康上の問題点を集団で話し合い，その解決のための何

表6-1　健康教育の方法

大分類	方法	一般的な効果
個別的（個人的）な働きかけ，個別教育・指導	健康相談，家庭訪問，監視など	理解と実行
話し合いが中心の集会	小集団教育，研究グループ，会議など	実行と理解
一方通行的な集会	映画会・講演会など	簡単なことの理解，雰囲気をつくる
集会の効果を高めるためのもの	シンポジウム・パネル討議，フォーラム	理解 理解と実行
マス・コミュニケーション的なもの	テレビ，ラジオ，新聞，雑誌，有線放送など	簡単なことの理解，情報の伝達，雰囲気をつくる
その他	展覧会，見学，コンクール，実演，役割演技，実習	一般的な理解，関心を高める，具体的なことの理解

出典）宮坂忠夫，川田智恵子：健康教育論，メヂカルフレンド社，1984，p.135.

コラム⑦ 行動変容ステージモデル（Stage of Change Model）

　行動変容ステージモデルとは，喫煙などの依存行動に対する援助法を研究していたプロチャッカ（Prochaska, J. O.）らが行動変容への準備性に焦点をあてた理論モデルで，いくつかの概念理論を含むことから，汎理論的モデル TTM（transtheoretical model）ともいわれている。

　行動を変える意思の準備性を図6-3のように6つの段階に分け，その段階に応じたアプローチ方法を明確にして，望ましい行動への変化を促すことが可能としていることから，行動変容を促す保健指導が求められている特定健診・特定保健指導にも用いられている。

　わが国では，中村らの禁煙プログラム開発に用いられて以降，禁煙や栄養・運動などの研究に用いられており，日本人の意思段階の特徴から，「無関心期」「関心期」「準備期」「実行期」「維持期」の5段階で分類されている。

　しかし，このステージは順序よく次の段階に移行するのではなく，状況によって変化しやすく，進んだり逆戻りしたりするスパイラル状になることもあるため，支援はその状況に応じた効果的なものであることが重要である。

　筆者の女性の禁煙の意思に関する研究では，喫煙のような依存行動の場合，禁煙に対する意思は日々のでき事の中で常に揺れ動いており，ステージ上では「熟考期（関心期）」や「準備期」であっても，実際には禁煙行動の開始に踏み切れずに先延ばししている場合が多い。

　また「前熟考期（無関心期）」であっても，行動を変えることに全く関心がないわけではなく，行動を変えることのメリットや理由を見失っている状況であり，過去の失敗から離脱症状に耐える自信がないなど，根底にある依存の強さが意思に強く影響していることがある。

　支援者は，変えようとしている行動の特徴，対象者の生活背景や心情などを理解し，支援を継続していくことが必要である。

（松本泉美）

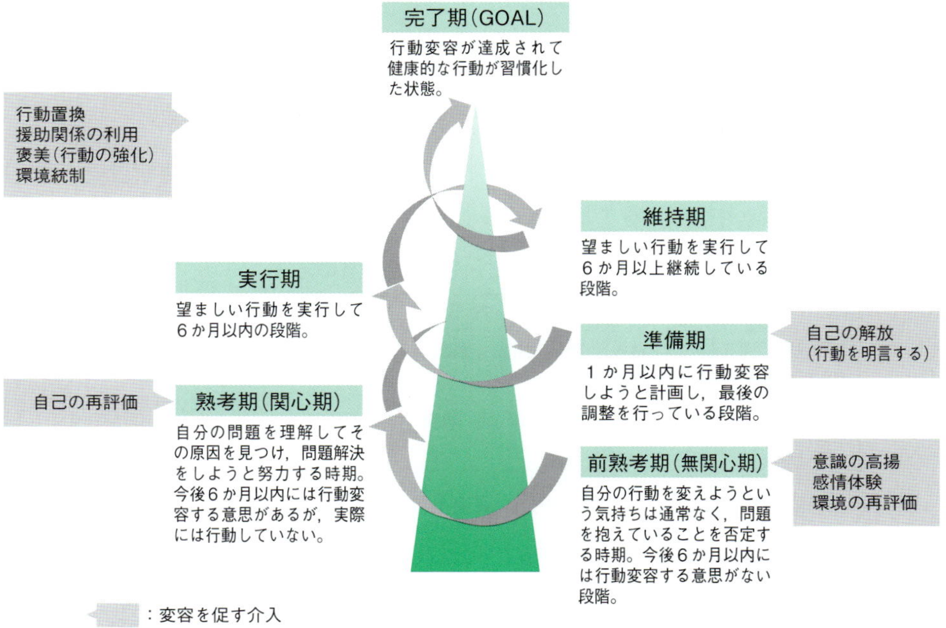

図6-3　行動変容ステージモデル

参考文献）中村正和監訳：チェンジング・フォー・グッド，法研，2005．

らかの行動を実行し，その過程を通して問題点や解決方法について理解する。つまり，「実行 → 理解」という効果をねらうものである。

3）一方通行的な集会による方法

「講演会」や「映画会」などによる方法で，健康上の問題点について簡単な内容理解を広く求め，その解決のための「雰囲気づくり」を図る効果がある。

4）集会の効果を高めるための方法

「シンポジウム」「パネル討議」「フォーラム」などがある。シンポジウムとは，ひとつの議題について，何人かの異なった立場の専門家が専門的な話しをすることである。議題は学術的なものが多く，講演者はその専門的な立場から自分の見解を述べる。パネル討議とは，聴衆の前で会議をしてみせるのが原型であるが，ひとつの議題について，異なる意見を持つ代表者が討論を行うものであり，聴衆も質問などで討論に参加できる。この場合，議題は具体的・実際的な問題が多く，例えば，「わが町のごみ問題について」という議題で，専門家，行政代表，住民代表などが，話し合うような場合である。フォーラムとは，一言でいえば討論会ということになるが，この方法は，ある議題について，賛成の人と反対の人（ときに中立の人も）の意見を聴衆に聞かせて，自分の考えを固めるのに役立ててもらうのがねらいである。

5）マス・コミュニケーション的な方法

テレビ，ラジオ，新聞等のマス・メディアを利用する方法であり，前記の一方通行的な集会による方法と同様な効果がねらえるものである。

（2）健康教育の媒体と補助的手段としての利用

健康教育の媒体は，「視聴覚媒体」「読んでもらう媒体」「その他」に大別されるが，その種類は多種にわたる。

健康教育の現場（例えば，保健所や市町村などで実施されている健康教室や栄養教室など）では，健康教育用の市販スライドやビデオなどの視聴覚媒体がよく使われる。しかし，それらの利用法としては，健康教育の目的に沿って，補助的手段として利用すべきである。

補助的手段とは，見ることそのものを目的とするのではなく，問題を理解させ，その解決法を見い出すのに役立つような活用のし方である。例えば，糖尿病教室で，ある糖尿病患者の発病までの生活およびその後の闘病生活をつづったビデオを観せるとしよう。しかるべき場面（発病までの時点）で中断して，「さあ，何が発病の原因でしょうか」「さあ，あなたの場合はどうでしょうか」といった具合に問いかけて話し合いをさせ，発病の原因を整理・理解させる。そして，話し合いが一段落したら，またビデオを写し（闘病生活のあり方をつづった後半を見せ），見終わってから「さあ，なぜ糖尿病とうまくつきあえるようになったでしょうか」「さあ，あなたならどうしますか」といった具合に再び話し合いをさせ，糖尿病とのうまいつきあい方を考えさせる。この場合のビデオの利用およびその中断は，参加者に問題を認識させるきっか

けを与え，そして，ビデオの内容を参考にした話し合いを通して，参加者が自ら問題解決を図れる（疾病管理およびそのための生活管理がうまくできる）ようにすることである。

なお，同ビデオを糖尿病患者の闘病史をつづったドキュメンタリー番組として，テレビ等で茶の間で観るとしよう。この場合は，観ることそのものが目的である。

4. 健康相談

4.1 健康相談の考え方
（1）健康相談の定義

「健康相談は，心身の健康に関した個別の相談に応じ，必要な指導や助言を行い，家庭での健康管理に役立てるものである」（日本公衆衛生協会）と定義されている。また，健康相談を保健カウンセリングと考え，健康相談は「相手を身体的な面からのみ考えるのではなく，人間を対象とした心の動き，行動，性格などにも考慮を払うとともに，その人の暮らし方，生活のしかた等についても把握して総合的に解決法を考えてゆこうとすること」（飯田澄美子）とする考え方もある。

（2）健康相談の対象

健康相談では，何らかの健康上の問題を抱えて個別の相談に来る者（顕在化した者）を対象とすると考えるのが一般的だろう。しかし，健康相談の対象は，以下のように多様な考え方ができる。つまり，

「① 健康について注意をすればもっと良好な状態になるが，全く健康については気にとめていないもの，② 実際に困っているが，対策がわからないもの，③ 困っていて対策は知っているが，実行できない事情があるもの，④ 全くどうしてよいか，対策もなく実行もできないもの」（福田邦三）を含むのである。

また，健康相談が人間全体の理解に立って心身の健康問題を総合的に解決しようとする幅広い相談であるとすれば，健康相談の対象は，複雑多岐にわたる問題を取り扱うことになる。つまり，身体的な問題として表れていながら心理的あるいは社会的に問題をもつもの，さらには，身体的にも心理的にも社会的にも複雑にからみ合ったものなどを取り扱うことにもなる。しかも，健康相談では健康問題の顕在化の時期やその特性などを十分に把握する必要がある。よって，健康相談の相談員にはカウンセラーとしての能力が求められる。

4.2 健康相談の方法

健康相談の方法としては，相談・助言における面接が基本的な方法である。面接の方法は，次のようにまとめることができる。

(1) 観察する

　面接にのぞむときの相談者が最初にどのような行動や態度などをとるかをよく観察する。つまり、進んで面接を求めてきたか、強制されてきたか、また、相談者の不安や緊張あるいは期待の程度はどのくらいかなどを、最初の面接時の観察を通してよく把握することである。

(2) 受け入れる

　面接過程においては、不愉快なこと、敵意、うらみ事などの否定的な感情が表出されることがあるが、そういう場合でも相談員はそのことを批判したり、否定したりしてはいけない。たとえ、専門的な立場からすれば当然誤った態度や行動であっても、あるがままの状態をまず受け入れて、そのうえでその状態の把握に立って解決法を考えることである。このような「受け入れ」の姿勢が相談者の信頼を得るのに重要なことであり、相談者は自分が受け入れられていないことを実感している限り、心を開いて語ろうとはしないものである。

(3) よく聞く

　相談者の感情や思考の流れに沿ってよく話を聞く。話の途中で問題ありと思っても、話をよく聞いていくと、問題の本質が別にあることが多いものである。話を中断すれば、問題が明確にできないばかりか、自分勝手に解釈して解決法を与えようとする。それでは、真の解決にはつながらない。問題の本質や内容を的確に判断できていないのに、その解決法を指示することはかえって問題を複雑にする場合もありうる。問題の本質や内容をよく理解するには、まず話をよく聞くことである。

　特に健康・栄養常識なる情報に基づいて、話の途中で問題ありと判断し、「……すべし」または「……すべからず」ということで、解決法を与えてしまうことがあれば、逆に罪つくりの結果を生みかねない。

(4) 問題を明確にし、整理する

　相談者には問題の本質や内容がよく分らない、あるいは誤った理解をしていることが多い。だから相談に来るのである。話をよく聞き、そのうえで問題の本質や内容を明確にし整理してあげる。

　そして、「あなたのいいたいことは、こういうことなのですね」といった具合に、問題点を相談者自身に伝え意識させる。相談者が「あっ、そうなんだ」と、問題の本質に気づくようになれば、適切な解決法が考えられるであろう。問題の本質に気づいていなければ、解決法など考えられるはずはない。相談員は相談者自身が問題の本質に気づくように問題を明確にし、整理して示すことが大切である。

（5）解決法を考えさせる

相談者自身が問題の本質を意識できていることが確認できれば，解決法をともに考える。あるいは，専門的な望ましいと思える解決法を例示しながら，相談者自身にあった解決法を考えさせる。

ここで大切なことは，相談者自身が自分なりにできそうだと思える解決法を考えさせるということである。相談者が自分の問題の本質に気づけば，「ならば，解決法として自分なりにできそうなことはありませんか」といった具合に，解決法を見い出すことをうながす。決して，相談員が解決法を指示してはいけない。そうすれば，ときに「親切の押し売り」のごとくになりかねない。

5．健康診査・スクリーニング

5.1　健康診査・スクリーニングの考え方

（1）健康診査とは

健康診査は「がん，心臓病，脳卒中などの生活習慣病を予防する対策として，これらを早期発見するため，スクリーニングをするとともに，単に医療を必要とする者のみの発見にとどまるのではなく，必要な者に対しては，栄養や運動などの保健指導や健康管理に関しての正しい知識の普及を図り，壮年期からの健康についての認識と自覚を高揚することを目的としている」（日本公衆衛生協会）といわれる。ここでは，疾病の早期発見のためのスクリーニングと健康の認識や自覚を高めるための保健指導（健康知識の普及を含む）が強調されている。

したがって，健康診査とは，スクリーニングを実施し，その事後指導としての保健指導を行うことであるといえる。

また，健康増進法では健康診査が，高齢者医療確保法では特定健康診査（および特定保健指導）の実施が規定されており，「健康診査」は法律用語であるともいえる。

（2）健康診査の類似用語

1）健康診断

健康であるかどうかを確かめること（健康チェック）を目的として医学的な検査を受け，その結果を医師に判断してもらうことをいう。

また，健康診査が法律用語であることを前記したが，学校保健安全法では定期（臨時）健康診断が，労働安全衛生法では一般（特殊）健康診断の実施が規定されており，健康診断も法律用語であるともいえる。健康診断と健康診査は，健康チェック（またはスクリーニング）する対象および規定した法律が異なるだけであり，同義であるといえる。

2）人間ドック

船のドックになぞらえて，一定期間の入院あるいは通院により，身体の総合的検査を行うことをいう。この用語はわが国だけの独自用語である。

3）検診・健診

検診という用語は，結核検診，がん検診のように，特定の疾病に罹患していないかどうかを必要な検査をして確かめるときに用いられる。つまり，検診とは単項目スクリーニングに該当するものである。

一方，健診という用語は，健康診断，健康診査，健康を診るということの略語として，特定の疾病の早期発見が目標ではなく，個人あるいは集団の健康チェックをするという場合に使われる用語である。したがって，健診とは多項目スクリーニングに該当するといえる。

検診と健診という用語は，今日混同した状態で使われている。例えば，市町村が健康増進法に基づいて実施する健康診査は，一般的に住民検診，住民健診などといわれている。わが国における先駆的かつ代表的なスクリーニングは，肺結核の早期発見のための胸部 X 線間接撮影（単項目スクリーニング）であり，一般に結核検診としてわが国の結核死亡率の激減に大きな役割を果たし，その意義と役割は広く住民に浸透してきた。その影響があってか住民検診という用語が一般化している面がある。しかし，健康増進法における健康診査は多項目スクリーニングとして実施されており，今日では住民健診という言い方が妥当である。

同様な意味で，職場でのスクリーニングも「職場検診」ではなく，職場健診ということが妥当である。また，集団（大勢の人びと）を対象としたスクリーニングも，今日では集団を対象として多項目スクリーニングが一般的であるので，集団健診というほうが妥当である。

なお，集団を対象とする場合でも，結核や子宮がんおよび乳がんの単項目スクリーニングを実施するという場合には，「結核の集団検診」「子宮がんおよび乳がんの集団検診」というべきである。

5.2 健康診査・スクリーニングの方法

健康診査とはスクリーニングを実施することであり，双方は同義的に考えられる。しかし，健康診査はスクリーニング実施後の事後指導としての保健指導も重要である。そこで，健康診査の方法としては，スクリーニングの方法と保健指導の方法についてみる。

（1）スクリーニングの方法
1）スクリーニングの定義

スクリーニングとは「迅速に実施可能な試験，検査，その他の手技を用いて，無自覚の疾病または欠陥を暫定的に識別すること」（米国慢性疾患委員会）だといわれる。「無自覚の疾病または欠陥の暫定的な識別」ということは，一見健康そうにみえていながら疾病または異常のある人びと（異常者）を，疾病または異常のない人びと（正常者）からふるい分け（区別）をすることである。よって，スクリーニングはふるい

分け検査といわれ，疾病の診断を意図した診断検査ではない。

　診断検査では，正規の医療機関において精密あるいは高度な検査を，または，関連する各種の検査を実施し，その結果に基づいた総合的な判断がなされる。しかし，このような方法を不特定多数の大集団に迅速に実施することは，経済的にも時間的にもほとんど困難である。それに対して，スクリーニングは集団に対して「迅速に実施可能な検査」を行い，「ふるい分け」をする方法である。しかしここで，「迅速に実施可能な検査」といっても粗雑なという意味ではなく，比較的簡易なふるい分けのできる検査ということである。そして，スクリーニングでは，異常者をふるい分ける基準（判別値：正常値または異常値）が特に重要である。

2）スクリーニングの敏感度と特異度

　スクリーニングでは判別値のとり方により，正常者（健康者）を異常と判定したり（偽陽性），逆に異常者（患者）を正常と判定したり（偽陰性）することがありうる。そこで，スクリーニングの精度を評価する指標として，敏感度と特異度という考え方がある。図6-4に示すように，敏感度は「患者総数」に対する「患者で検査でも異常あり」の割合であり，異常者を陽性と判定する率ということである。一方，特異度は「健康者総数」に対する「健康者で検査でも異常なし」の割合であり，正常者を陰性と判定する率ということである。

　この両者がともに高い率になる検査法が望ましいのであるが，この両者は「一方が高いと他方は低くなる」という関係にある。例えば，患者であれば検査でも異常ありと判定されることが望ましく，つまり，敏感度が高いほど良いことになる。そのためには，例えば血圧ならば，低い判別値を採用すればよい。しかしこの場合，逆に正常者（健康者）を異常なしと判断する割合つまり特異度は低くなる。ここで特異度が低くなるということは，正常血圧の者が異常ありとふるい分けられる者が逆に多くな

		疾患		計
		あり（患者）	なし（健康者）	
検査	異常あり	60人（a）	50人（b）	110人（a+b）
	異常なし	40人（c）	150人（d）	190人（c+d）
	計	100人（a+c）	200人（b+d）	300人（T）

● 敏感度：60/100×100＝60％［a/（a+c）］
　　＊患者総数（a+c）に対する患者で，検査でも異常あり（a）の割合。
● 特異度：150/200×100＝75％［b/（b+d）］
　　＊健康者総数（b+d）に対する健康者で，検査でも異常なし（d）の割合。
　検査前確率：100/300×100＝33％［（a+c）/T］
　検査後確率（検査陽性の場合）：60/110×100＝55％［a/（a+b）］
　検査後確率（検査陰性の場合）：40/190×100＝21％［c/（c+d）］

図6-4　スクリーニングの敏感度と特異度

る。したがって，多くの正常者に不安と精密検査などの負担を与えることになる。どのような判別値を採用するかは，対象集団における疾患の有病率およびその重要性を考慮して決定する必要がある。

3）スクリーニングの種類と集団の健康度

スクリーニングは，単項目スクリーニングと多項目スクリーニングに分けることができるが，健康増進法に基づいて市町村が実施する健康診査および高齢者医療確保法に基づいて実施されている特定健康診査は，多項目スクリーニングである。多項目スクリーニングは，経済的にも時間的にも合理的な方法である。また，スクリーニングには，全集団から危険度の高い群（ハイリスク群）を選択してスクリーニングする選択的スクリーニングというのがある。それに対して全集団を対象とするスクリーニングを集団スクリーニングという。

スクリーニングは，集団（大勢の人びと）を対象としたものであり，集団の健康管理の基礎となるものである。つまり，スクリーニングは集団を対象に実施が可能であるので，その結果，その集団での異常あり（ふるい分け）の割合が把握できる。それによって集団の健康度を明らかにすることができる。ただし，集団スクリーニングでもその受診率が低く過ぎたり，選択的スクリーニングでもその選択のし方があいまいであったりすると，集団の健康度の明確化はむずかしくなる。

4）スクリーニング実施上の原則

WHO（1968年）は，スクリーニングを実施するかどうかの原則として，表6-2に示した11項目を提示している。

（2）健康診査・スクリーニングの内容

高齢者医療確保法に基づく特定健康診査は，メタボリックシンドローム（内臓脂肪症候群）に着目した健診である。健診項目としては基本的な項目と医師が必要と認めた場合に実施される詳細な健診の項目が設定されている。

基本的な項目は，問診票（服薬歴・喫煙歴など），身体計測（身長・体重・BMI・

表6-2　WHOによるスクリーニング実施の原則

原則1）目標の疾病は重要な健康問題である。
原則2）早期発見の疾病に対しては，適切な治療法が確立されている。
原則3）異常者を診断・治療する施設がある。
原則4）目標の疾病は潜伏期または症状発現初期が存在する。
原則5）目標の疾病に対する適切な検査法や試験法がある。
原則6）検査法が集団的に実施可能で，受け入れられやすい。
原則7）疾病の自然史が十分わかっている。
原則8）患者管理や要観察者のFollow-upシステムが確立されている。
原則9）検査に要する経費が医療費と経済的にバランスがとれている。
原則10）継続的に実施が可能である。
原則11）スクリーニングの意味を受診者に十分知らせる。

表6-3　特定健康診査の項目　　2018（平成30）年度から

基本的項目	問診票	服薬歴，喫煙歴等
	身体計測	身長，体重，BMI，腹囲
	血圧測定	
	理学的検査	身体診察
	検　尿	尿糖，尿たんぱく
	血液検査	脂質検査（中性脂肪，HDLコレステロール，LDLコレステロール）＊ 血糖検査（空腹時血糖またはHbA1c，やむを得ない場合随時血糖） 肝機能検査（GOT，GPT，γ-GTP）
詳細な健診の項目		心電図，眼底検査，貧血検査（赤血球，血色素量，ヘマトクリット値），血清クレアチニン検査 ※一定の基準のもと，医師が必要と認めた場合に実施

＊中性脂肪が400 mg/dL以上または食後採血の場合，LDLコレステロールに代えてNon-HDLコレステロールの測定でも可
出典）厚生労働統計協会：国民衛生の動向 2021/2022, p. 96. より作成．

腹囲），血圧測定，理学的検査（身体診察），検尿（尿糖・尿たんぱく），血液検査である。血液検査では，脂質検査（中性脂肪・HDLコレステロール・LDLコレステロール），血糖検査（空腹時血糖またはHbA1c），肝機能検査（GOT・GPT・γ-GTP）が行われる。

医師が必要と認めた詳細な健診項目としては，心電図，眼底検査，貧血検査（赤血球・血色素量・ヘマトクリット値）が含まれる（表6-3）。

（3）保健指導の方法

健康診査は，事後指導としての保健指導が重要であり，保健指導を伴わない健康診査はその意義を失うといっても過言ではない。健康管理のうえから考えると，スクリーニングそのものより，むしろその後の保健指導が重要である。

健康診査（スクリーニング）が実施されると，対象者はその所見によって，次の管理区分に分けられる（図6-5）。

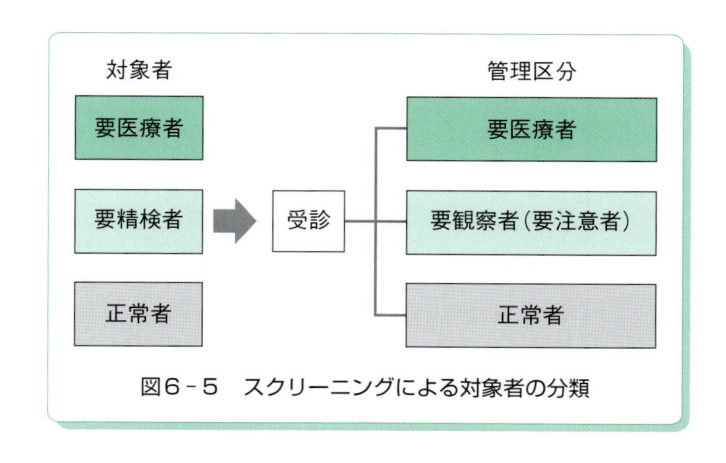

図6-5　スクリーニングによる対象者の分類

① 要医療者は，放置せず確実に医療につなげ，適切な疾病管理を行うことである。また，疾病発生にかかわった悪い生活習慣の改善（生活指導）を図ることである。この群の保健指導の主眼は，できるだけ軽度のうちに治療につなげることである。しかし，たとえ重症化していてもその疾病の悪化や合併症の予防を図るための継続的な疾病管理や自己の生活管理の必要性を理解させることが重要となる。

② 要精検者は，健康管理上疾病の早期発見という意味で，その事後指導が最も重要な意味を持つ群である。この群では，医療機関において精密検査を受けることをまず指導する。それによって，要医療者，要観察者（要注意者），正常者などの判定を受ける。そして，要観察者は保健指導，特に生活指導の対象者として，その後の追跡調査，指導が重要である。

③ 正常者は，今後とも健康生活の実践を続けることを指導するが，ときに健康チェックの機会をもつことを忘れてはならない。例えば，血圧が「正常血圧」と判定された者でも年1回の血圧測定を行い，健康チェックをする努力は必要である。

コラム⑧ 「敏感度」と「特異度」を覚える工夫

＊スクリーニングの「敏感度」と「特異度」というのは，国家試験問題（管理栄養士や保健師等）の出題頻度の高い事項である。

1) 2つの分数をおき，別々に分母に「患者」と「健康者」をとる。

$$① \frac{(?)}{患者} \qquad ② \frac{(?)}{健康者}$$

2) それぞれの分子の（?）に「＋」と「－」のいずれかを考える。
   注1)「＋」：陽性（異常あり），「－」：陰性（異常なし）
   注2) 2つの分子とも「＋」または「－」ということはない。

3) いずれの分数も大きい値ほど望ましいことを前提とする。
   つまり，患者は「＋」，健康者は「－」とすれば，望ましいことになる。すると，以下のようになる。

$$① \frac{＋}{患者} \qquad ② \frac{－}{健康者}$$

   注）患者を「－」にすれば，異常を見落とし，健康者を「＋」にすれば，偽陽性とし再検査に送ることになる。

4) 上記の①と②のどちらに敏感度と特異度を配置するかを考える。
   そこで，一工夫をするとしよう。
   つまり，健診（スクリーニング）を受けた場合，その結果について，「患者」と「健康者」ではどちらがより敏感に反応するだろうか。
   一般的に，「患者」のほうが具合の悪いところを感じていたり，異常の再指摘への不安を感じたりするものであろう。
   したがって，「患者」のほうが「敏感である」とし，患者を分母とする①を「敏感度」とする。残り②が「特異度」となる。または，健康者は特に異常なしとして②を「特異度」とする。結果として，以下のようになる。

$$① 敏感度は \frac{＋}{患者} \qquad ② 特異度は \frac{－}{健康者}$$

なお，高齢者医療確保法に基づく特定保健指導では，事後指導として保健指導は「情報提供」「動機づけ支援」「積極的支援」に区分されている（p. 80 参照）。

6. 健康管理の実際

　健康管理は，人びとの自主的な健康生活の確立を支援する実践的活動である。健康生活の確立には，個人の自主的な努力に加え，国や地方自治体による組織的な活動や，適切な医療を提供する制度が不可欠である。

　健康管理は，その対象の違いおよび見方によって，その展開は異なる。まず，集団特性の違いによって，地域の健康管理（地域保健），職域の健康管理（産業保健），学校の健康管理（学校保健）に区分できる。また，ライフステージおよび健康問題によって，母子の健康管理（母子保健），高齢者の健康管理（高齢者保健・介護），心の健康管理（精神保健），歯科の健康管理（歯科保健）などが考えられる。

6.1　地域の健康管理（地域保健）

（1）地域保健とその保健行政

　地域の健康管理は地域保健ともいわれ，地域を基盤としてそこに居住する住民の自主的な健康生活の確立を支援する実践的な地域保健活動である。この地域保健活動は，地域住民，特に母子・高齢者・自営業者とその家族などを対象として展開される活動である。そして，地域保健では母子保健，家庭婦人の保健，成人保健，老人保健というように，それぞれのライフステージに対応した活動と，精神保健，歯科保健というように，どの年齢にも共通する問題に対応する活動が展開されている。

　地域保健行政は，まず一般保健行政が対応し，「厚生労働省－都道府県（または政令市・特別区）－保健所－市町村」という系列で，地域住民に直接サービスを展開している。また，地域住民の住み良い生活環境の確保を図るために，環境行政が展開されている。環境行政は国レベルでは環境省が担当している（図5-6を参照）。

（2）都道府県・市町村における活動

　地域保健の活動拠点は都道府県レベルでは保健所があり，市町村レベルでは市町村保健センターがある。地域保健法（p. 91 参照）において保健所に関する規定が整備されている。地域保健法によれば，保健所は地域における公衆衛生の向上と増進を図るために設置されるものであり，地域保健の広域的・専門的・技術的拠点として機能するとともに，地域保健に関する各種の行政機能やサービス事業を展開している（表5-5を参照）。また，地域保健に関する情報の収集・整理・活用，地域保健に関する調査・研究等についても，必要に応じて実施する。さらに，2000（平成12）年から新たな地域における健康危機管理の拠点としての機能が追加された。

　市町村保健センターは，地域住民に身近な対人保健サービスを総合的に実施する拠点であり，保健所のような行政機関ではなく，市町村レベルの健康づくりを推進する

ための「場」である。市町村保健センターも地域保健法によって法定化されている。

地域保健法の制定によって，具体的には，都道府県と市町村の役割を見直し，住民に身近で頻度の高い母子保健サービスなどについて主たる実施主体を市町村に変更し，すでに市町村が実施している老人保健サービスと一体となった生涯を通じた健康づくりの体制が整備されるようになった。都道府県（保健所）から市町村に対して権限委譲した事項は，主に次の点である。① 母子保健法・児童福祉法による母子保健サービスの提供主体を原則として市町村に一元化され，例えば，3歳児健診を市町村事業として実施されるようになった（専門的な未熟児訪問指導および養育医療は引き続き保健所が実施する）。また，② 健康増進法による一般的な栄養指導も市町村事業として実施されることになった。

6.2　職場の健康管理（産業保健）

（1）産業保健とその保健行政

産業保健は，就労する労働者が安心して従事できる快適な職場環境を作り，労働に起因する疾病や障害を防止し，彼らの健康と安全を保持・増進することを目的するものである。また，このことは企業の生産性の向上に寄与するものである。産業保健行政は，厚生労働省労働基準局が所管し，その第一線の実務は，国の直轄機関として各都道府県にある労働局，およびその管内の労働基準監督署で行われている（図5-6参照）。そして，産業保健はその目的の達成のために，労働基準法や労働安全衛生法等に基づくさまざまな対策や活動が労使の協調のもとで行われている。

（2）労働と健康問題

労働は生活の糧を得るのみならず，働くことそのものが社会に貢献することであり，また，自己実現を図ることでもある。一方，労働はその環境や条件によっては就労者の心身の健康障害をもたらし，健康レベルの低下につながる場合もある。このように，労働はそのあり方によって，健康を高めたり，または損ねたりするという二面性をもっている。労働と健康障害との関連をみると，① 有害物質を扱うなど労働それ自体が有害性を持つ場合，② 不適当な作業条件による場合，③ だれでもかかりやすい健康障害に働く人びともなる場合（例えば，労働者でも生活習慣病になる）という3タイプが考えられる。

（3）産業保健（労働衛生対策）の内容

労働衛生対策の基本は，表6-4のとおり，作業環境管理，作業管理，健康管理の3つである。これらの対策が企業の中で相互に円滑に，かつ，効果的に推進されることで職業性疾病や傷害を予防することができる。

1）作業環境管理

作業環境中の種々の有害要因を除去し，さらに快適な作業環境を維持することをね

表6-4　労働衛生管理の対象と予防措置の関連

	使用から影響までの経路	管理の内容	管理の目的	指標	判断基準
労働衛生管理 / 作業環境管理	有害物使用量 ↓ 発生量	代替 使用形態,条件 生産工程の変更 設備,装置の負荷	発生の抑制	環境気中濃度	管理濃度
	↓	遠隔操作,自動化,密閉	隔離		
	気中濃度 ↓	局所排気 全体換気 建物の構造	除去		
作業管理	暴露濃度 体内侵入量 ↓	作業場所 作業方法 作業姿勢 暴露時間 呼吸保護具 教育	侵入の抑制	生物学的指標	暴露濃度 / 暴露限界
健康管理	反応の程度 健康影響	生活指導 休養 治療 適正配置	障害の予防		健康診断結果 / 生物学的暴露限界（BEI）

出典）厚生労働統計協会：国民衛生の動向，2021/2022，p.323．

らいとする。作業環境管理を進めるには，まず作業環境測定などにより環境状態をできるだけ客観的に把握し評価することが必要である。具体的な方策としては，発生源の密閉・自動化・隔離，排気および換気装置の設置などがある。

2）作業管理

　職業性疾病の予防という観点から作業自体，つまり作業の強度や速度，作業時間，作業姿勢など作業条件を管理することである。このことは，特に前記した不適当な作業条件による場合の健康障害に対応しようとするものである。なかでも，有害エネルギー関連作業（振動，高気圧など）や手指作業（キーパンチャー，引金工具など）などの場合は，作業管理に十分考慮しなければならない。

3）健康管理

　労働者の健康を継続的に観察（健康診断など）し，職業性疾病等の予防，環境衛生の改善，向上を図ることである。労働安全衛生法に「健康診断」の規定があり，職場における健康診断には，全労働者に対して一般健康診断（雇入時の健康診断，定期健康診断等）が，また，有害な業務に従事する者に対して特殊健康診断が実施される。特殊健康診断は，粉じん，放射線，騒音，その他の有害因子にさらされる業務等に，

6. 健康管理の実際

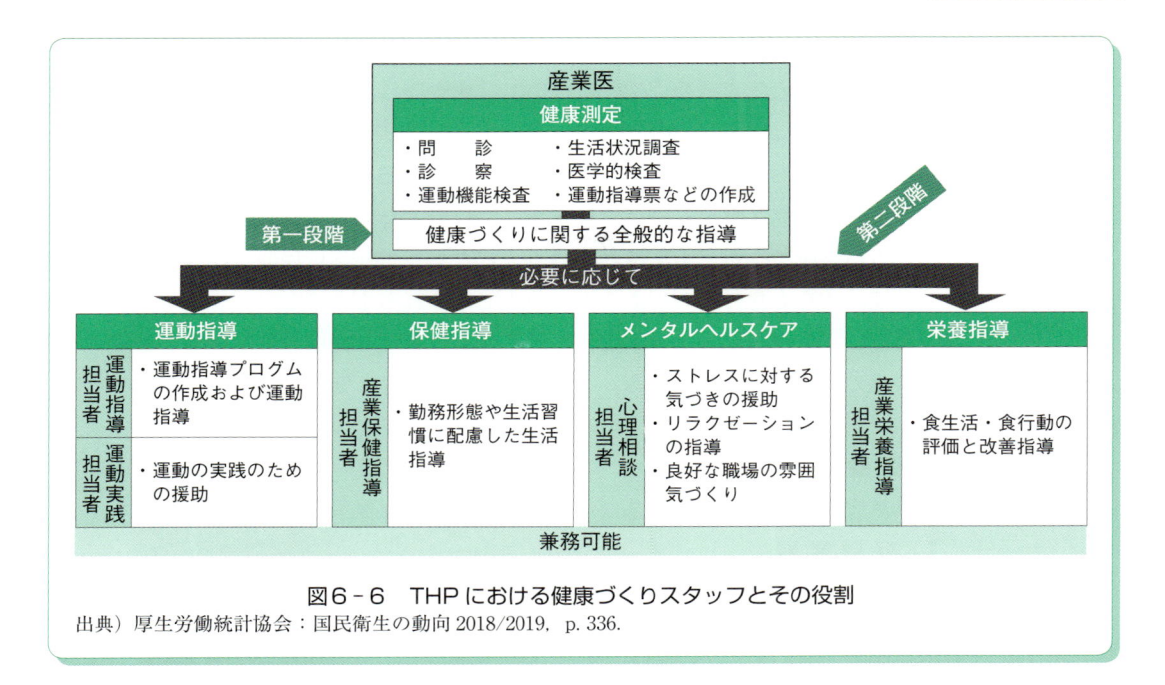

図6-6　THPにおける健康づくりスタッフとその役割

［産業医：健康測定］
・問　診　　・生活状況調査
・診　察　　・医学的検査
・運動機能検査　・運動指導票などの作成

第一段階 → 健康づくりに関する全般的な指導 ← 第二段階

必要に応じて

運動指導	保健指導	メンタルヘルスケア	栄養指導
運動指導担当者：運動指導プログラムの作成および運動指導／運動実践担当者：運動の実践のための援助	産業保健指導担当者：勤務形態や生活習慣に配慮した生活指導	心理相談担当者：ストレスに対する気づきの援助／リラクゼーションの指導／良好な職場の雰囲気づくり	産業栄養指導担当者：食生活・食行動の評価と改善指導

兼務可能

出典）厚生労働統計協会：国民衛生の動向 2018/2019，p. 336.

その実施が義務づけられている。そして，健康診断の結果は，通知の義務化や医師・保健師等による保健指導の実施の努力義務化等の法制化がなされている。

なお，2006（平成18）年には新たな医療制度関連法が公布され，健康保険法については医療保険者に対し，40歳以上の被保険者・被扶養者を対象とした糖尿病などの生活習慣病に関する特定健康診査の実施と，それに基づき必要な者に対する特定保健指導を義務づけた。

（4）労働者の心身にわたる健康保持増進対策

近年の技術革新の進展，就業形態の多様化などは，労働者にストレスを生じさせ，職場不適応を起こさせる場合を増加させ，労働者の身体的な問題とともに心の問題が重視されてきている。厚生労働省では，労働者の心身両面にわたる健康保持増進対策の積極的な推進を図っている。この健康保持増進対策は，トータル・ヘルスプロモーション・プラン（THP）と称されている（図6-6）。健康測定の結果に基づいて，専門的な研修を受講した健康づくりスタッフとともに心身両面からの健康指導を行うものである。THPに基づく健康指導は，高齢者医療確保法により特定保健指導に対比して，メンタルヘルスケアを含めた健康指導を実施する点で異なっている。

6.3　学校の健康管理（学校保健）

（1）学校保健とその保健行政

学校保健行政は，国民の健康の保持・増進を図るため，国や地方公共団体が学校生活を対象として行う公の活動であり，「国－（都道府県）－（市町村）－学校」という系

列で行われている（図5-6を参照）。国においては文部科学省の初等中等教育局が主管し，地方自治体では公立学校については教育委員会（学校保健主管課等）が，私立学校については知事部局の私学担当課が担当している。

文部科学省における健康に関する所掌事項は，**図6-7**のとおりであり，学校保健行政は，学校保健，学校安全，学校体育，学校給食などから構成されている。学校体育はスポーツ庁によって所掌されている。したがって，学校保健は，広義では学校安全，学校給食をも含むものであるが，狭義ではそれらを含まない。文部科学省設置法第4条では，学校保健とは「学校における保健教育及び健康管理をいう」と定めており，狭義のとらえ方をしている。ここでは，保健教育と健康管理について述べる。

（2）保健教育

保健教育は，学校教育法に基づいた教育活動で，保健学習と保健指導よりなる。

1）保健学習

生涯を通じて自らの健康を管理し，改善していくことができるような資質や能力（実践力）の基礎を培うための学習であり，具体的には，教科体育・保健体育における「保健」および他教科や総合的な学習の時間の健康にかかわる学習である。

2）保健指導

健康に関する日常の具体的問題に対応するための実践的能力や態度の育成を目指すものである。それは，学校における特別活動や教育課程以外の活動としてなされる。**特別活動**とは，学級活動，児童会および生徒会活動，クラブ活動，学校行事である。**教育課程以外の活動**とは，医師，歯科医師による健康相談や養護教諭による保健室での個別の保健指導が，主として心身の健康に問題のある者を対象にして，個別指導と

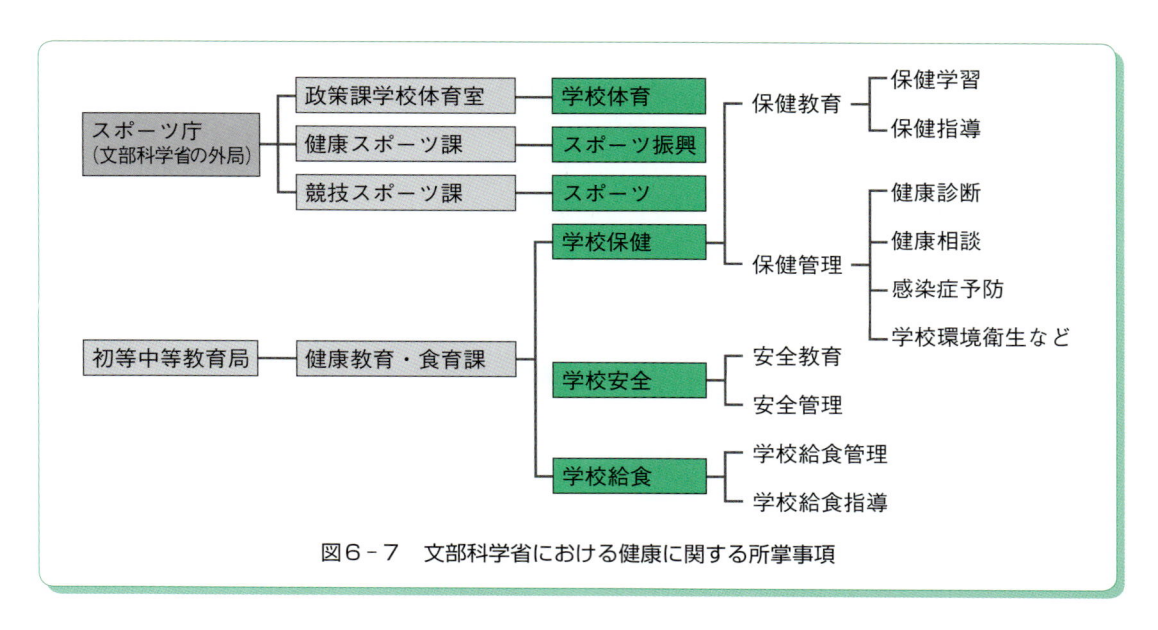

図6-7 文部科学省における健康に関する所掌事項

してなされている。
　また，偏食傾向や朝食欠食の増大など，子どもたちの食生活の乱れなどが深刻化する中で，文部科学省は，2005（平成17）年4月より，子どもたちの望ましい食習慣の形成のため，新たに栄養教諭制度を創設し施行している。この制度は，学校においても，望ましい食習慣の形成のため，栄養に関する専門性と教育に関する資質を合わせて有する栄養教諭が食に関する指導にあたることができるようにするものである。

(3) 健康管理

　学校における健康管理は学校保健安全法によって，児童，生徒，学生および幼児ならびに職員の健康の保持・増進を図り，もって学校教育の円滑な実施とその成果の確保に資することを目的としている（学校保健安全法第1条）。そして，同法によって健康管理とは，健康診断，健康相談および感染症予防，環境衛生から構成されている。

1）健康診断

　就学時の健康診断，幼児・児童・生徒・学生の定期・臨時の健康診断，職員の定期・臨時の健康診断がある。就学時の健康診断は，就学4か月前（11月30日）までに実施する。定期の健康診断は，毎学年6月30日までに実施する。臨時の健康診断は，特に必要があるときに実施する。

2）健康相談

　毎月定期的および臨時に，保健室において，学校医または学校歯科医によってなされる。その対象は，①健康診断または日常の健康観察の結果，継続的観察および指導を必要とする者，②病気欠席がちな者，③本人または保護者が健康相談の必要を認めた者，④学校行事の参加の場合において必要と認めた者である。

3）感染症予防

　広くとらえると感染症予防に寄与している。学校における感染症予防は，感染症法などの他法に規定されているもの以外については，学校保健安全法において特にその予防について定められている。つまり，出席停止，臨時休業，消毒その他適切な処置などが定められている。
　そして，感染症予防のための個人の出席停止については校長が決定することとされているが，学校の臨時休業の決定は学校の設置者が行うものとされている。学校の設置者は臨時休業を行った場合には保健所に連絡しなければならない。

4）学校環境衛生

　学校における飲料水や排水，換気，採光，照明および保温を適切に行い，清潔を保つ等環境衛生の維持に努め，必要に応じてその改善を図る活動である。科学技術の進展や学校を取り巻く環境の変化などに対応して，「学校環境衛生の基準」の改定が図られ，環境衛生検査，事後処置，日常における環境衛生活動が実施されている。
　さらに2009（平成21）年には，学校保健安全法に基づく「学校環境衛生基準」が告示され施行された。

6.4 母子の健康管理（母子保健）

（1）母子保健とその保健行政

　女性が妊娠・出産することは，母性をもつ女性のみに与えられた固有の権利である。母子保健は，妊娠・出産・産褥に伴う母親の生命の危険を防止し，健全な子どもを産むための環境づくりに始まり，生まれてきた子どもの生命を守り，病気やけがを防ぐ環境づくり，さらに健全な成長・発育を図るための環境づくりを含むものである。母子保健の対象は，母親としての女性と胎児・新生児・乳児・幼児と成長をたどる子どもの両方を対象としている。

　わが国の母子保健行政は，1947（昭和22）年，厚生省に児童局を設置したことに始まり（局内に母子保健課が置かれる），1965（昭和40）年の母子保健法の制定により，それまでの児童や妊産婦を対象とする母子保健からさらに対象を拡大し，妊産婦になる前段階の女性の健康管理を含めた一貫した総合的な母子保健対策として推進されることになった。1994（平成6）年には，身近な母子保健サービスの提供を目指して，母子保健法が改正され，各市町村において市町村母子保健計画が策定されるようになり，さらに1997（平成9）年から，3歳児健診などの基本的な母子保健サービスが市町村より提供されるようになった。さらに，1994（平成6）年には「エンゼルプラン」，1999（平成11）年には「新エンゼルプラン」，2000（平成12）年には「健やか親子21」が策定された（p.94参照）。

（2）主な母子保健の施策

　母子保健行政は，従来の乳幼児や妊産婦の死亡の減少，疾病の予防だけでなく，子どもの成長過程をすべて視野に入れ，子育て支援施策など関連施策とともに，子どもの健やかな育ちと家庭を支えることが，現在の目標となっている。その対策は，妊娠前から妊娠，分娩，新生児期，乳幼児期を通じて一貫した体系の下に総合的に進められることを目指しており，それぞれの時期に最もふさわしいサービスが行われるよう，体系化が図られている（図5-2を参照）。

6.5 高齢者の健康管理（高齢者保健・介護）

（1）高齢者保健とその保健行政

　思春期・青年期・中年期・老年期へと人びとのライフステージは移っていく。近年では平均寿命の伸長や老年人口の増加に伴い，老年期について前期高齢者（young old），後期高齢者（old old）という分類もみられる。老年期は明確な区分はないが，前期高齢者の大多数は55歳から74歳まで，後期高齢者は75歳以上であるといわれる。また，わが国では初老期，向老期といった表現もある。

　青年期・中年期を健康に送ってきた人でも，老年期になると老化現象が進んでくる。そして，感覚器や内臓器官の機能は低下し，知的能力も徐々に低下してくる。そして，自覚症状はなく外見上は丈夫そうでも，健康診断において異常所見が発見され

ることもまれではない。加齢に伴うこのような現象は，その一つひとつを速やかに早期発見・早期治療につなげることが重要である。

　また，老年期は健康の不安および悪化などの健康喪失のみではなく，退職などによる役割および自尊心喪失，家族や友人・知人の死亡などによる喪失体験が生じやすい時期である。そのために，生活活動が不活発になったり，その活動範囲が狭められたりしやすいものである。したがって，そのような状況に適切に対処し，高齢者の自立や生きがいの確立を図ることが重要である。高齢者保健は，加齢現象に伴って生じる高齢者の種々の問題に対処する活動であり，医療，介護，福祉等の分野と連携して総合的・体系的に進められる活動である。

　わが国の高齢者保健対策は，戦後種々の取り組みがなされてきたが，とりわけ1963（昭和38）年に制定された老人福祉法の一事業としての老人健康診査の開始に始まる。老人福祉法の一部改正により，1973（昭和48）年から老人医療費支給制度（一部自己負担を公費で肩代わりする）が発足した。その後，1982（昭和57）年に老人保健法が成立し，翌1983（昭和58）年から同法に基づいた高齢者の保健医療対策が総合的・体系的に整備されてきたが，2008（平成20）年から高齢者の医療の確保に関する法律（略称，高齢者医療確保法）などに基づいて実施されている。

（2）老人（高齢者）の保健事業

　老人保健法は「国民の老後における健康の保持と適切な医療の確保を図るため，疾病の予防，治療，機能訓練等の保健事業を総合的に実施し，もつて国民保健の向上及び老人福祉の増進を図ること」を目的とし（第1条），40歳以上を対象とするさまざまな保健事業を統括し，老人医療と連携させることで総合的な保健医療サービスを提供するとともに，必要な費用は国民が公平に負担することを狙いとするものであった。

　老人保健法に基づく老人保健事業には，健康手帳の交付，健康教育，健康相談，健康診査，機能訓練，訪問指導があり，さらに，医療等（老人医療）が加わる。その実施主体は市町村で，対象者は，医療等（老人医療）については75歳以上および65歳以上75歳未満の寝たきり高齢者など，その他の保健事業では40歳以上であった。

　なお，老人保健事業は40歳以上を対象とするが，そのうち65歳以上の者に対する健康教育，健康相談，機能訓練，訪問指導については，2006（平成18）年から地域支援事業へ移行し施行されるようになった。

　2006（平成18）年に医療制度改革関連法が成立し，2008（平成20）年4月から老人保健法は改正・改題され，75歳以上の後期高齢者は高齢者医療確保法で，それ以外のものは健康増進法で対処することになった。

　また，高齢者医療確保法の施行によって，基本健康診査等は2008（平成20）年度から，①40歳以上74歳までの者については，高齢者医療確保法に基づく特定健康診査・特定保健指導として医療保険者（健康保険組合等）にその実施が義務づけられ，

第6章　健康管理の進め方

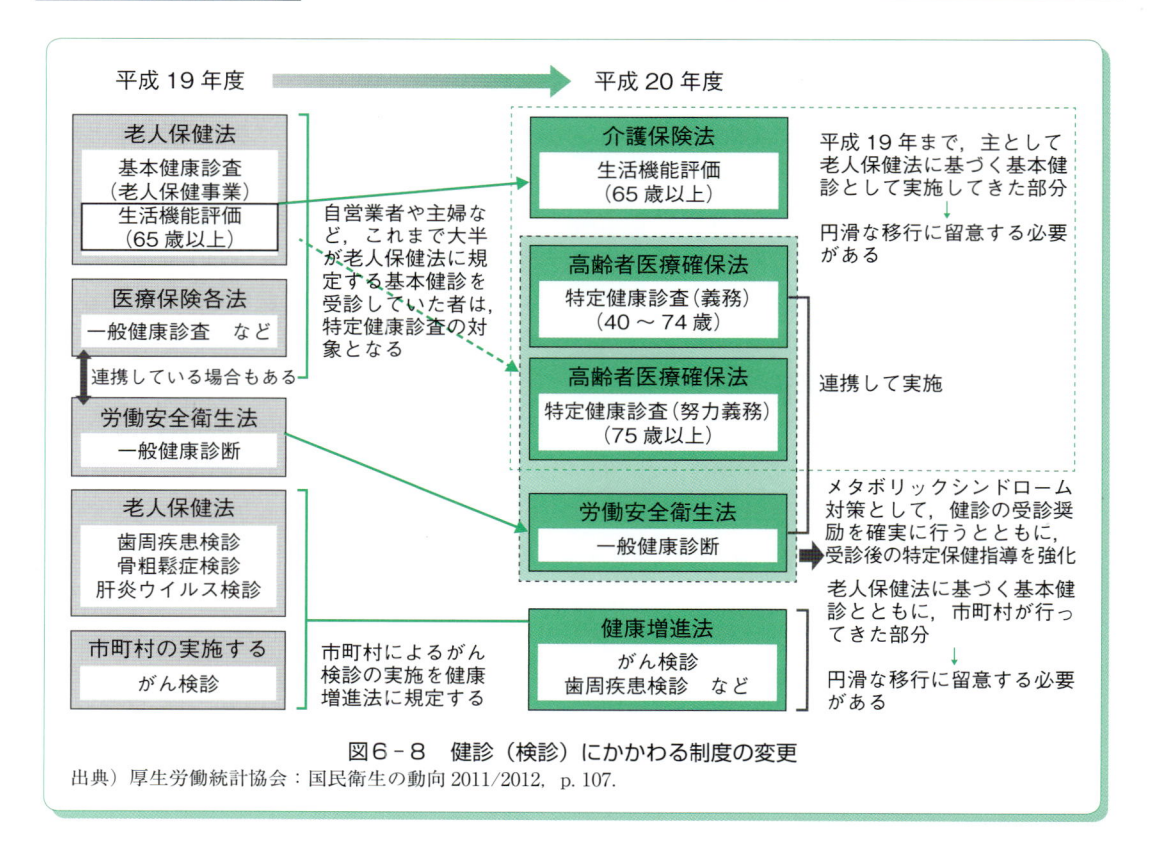

図6-8　健診（検診）にかかわる制度の変更
出典）厚生労働統計協会：国民衛生の動向 2011/2012, p.107.

②75歳以上の者については，後期高齢者医療広域連合に努力義務が課されている保健事業の一環として，健康診査をすることになった。

2008（平成20）年度からの健診（検診）に関する制度の変更は，**図6-8**のとおりである。

（3）介護保険

　急速な高齢化の進行に伴い，寝たきりや認知症の高齢者が急速に増加する一方で，核家族化の進展等による家族の介護機能の変化等が起こり，高齢者の介護問題は老後の最大の不安要因となってきた。このような状況を踏まえ，2000（平成12）年から介護保険制度が施行された。

　介護保険制度の被保険者は，40歳以上の者とし，65歳以上の第1号被保険者と40歳以上65歳未満の第2号被保険者に区分される。

　介護保険からの給付は申請に始まり，認定調査と主治医の意見書の結果等によって要介護認定がなされ，そして，非該当（要支援・要介護のおそれのある者），要支援1，2，要介護1～5に区分され，ケアプランが作成される（図5-5参照）。

　2006（平成18）年度からは，特に軽度者に対する保険給付について，新たな予防給付が創設された。その対象者としては，状態の維持・改善可能性の視点を踏まえた

審査を行い，要支援1，2に該当する者がなる。

　介護給付に必要な費用は，サービス利用時の利用者負担（1割負担）を除いて，50％は公費で，残り50％は被保険者の保険料でまかなわれる。

　なお，施設入所者（ショートステイ利用者を含む）の居住費・食費については，2005（平成17）年10月より，低所得者に配慮したうえで，自己負担となった。

6.6　心の健康管理（精神保健）

（1）精神保健とその保健行政

　精神保健とは，精神障害を予防・治療するだけでなく，社会生活のさまざまな側面から精神的健康を保持・増進し，より良い社会生活を送れるようにすること，そのための諸活動をさしている。その活動は，個人の努力のみでは困難であり，社会全体の組織的な取り組みが必要であり，また，教育・福祉等の関連諸分野と連携しながら進められるものである。

　わが国の精神障害者への社会的支援は，主に寺社などの慈善事業として始まったとされるが，戦後，欧米の精神衛生に関する知見が導入され，適切な医療，保護の確保とその発生予防のため，1950（昭和25）年に**精神衛生法**が制定された。そして，都道府県に精神病院の設置を義務づけ，自宅監禁の廃止，精神衛生鑑定医制度，精神衛生相談所が規定された。

　その後，精神衛生法が1965（昭和40）年に改正され，保健所を精神保健行政の第一線機関として位置づけ，その技術指導援助機関として精神衛生センターの設置，在宅の精神障害者の医療を確保するための通院医療公費負担制度などが規定されるようになった。1987（昭和62）年には精神衛生法は**精神保健法**に改称された。

　さらに，障害者基本法が1993（平成5）年に制定されたのを受け，精神障害者対策は福祉施策との連携・充実が一層重視され，1995（平成7）年には精神保健法は**精神保健及び精神障害者福祉に関する法律**（略称：**精神保健福祉法**）と名称が変更された。その中で，**社会参加**が目的の中に明示され，生活訓練施設，授産施設，福祉工場などの法的な位置づけがなされ，通院患者リハビリテーション事業の法定化などがなされた。また，1997（平成9）年には**精神保健福祉士法**が制定され，精神保健福祉士が国家資格化された。

（2）精神障害者の医療

　精神障害（精神および行動障害）の入院受療率は，循環器系の疾患と並び最も高く，悪性新生物や消化器系の疾患をはるかに上回っている。

　精神保健福祉法に基づく入院形態には，任意入院，措置入院，医療保護入院等がある。**任意入院**は，精神障害者自身の同意に基づく入院である。**措置入院**は，2人以上の精神保健指定医が診察した結果，その者が精神障害者であり，かつ入院させなければその精神障害のために自身を傷つけまたは他人に害を及ぼすおそれ（自傷他害のお

それ）があることに一致した場合に，都道府県知事が国もしくは都道府県立の精神科病院または指定病院に入院させる制度である。医療保護入院は，指定医の診察の結果，精神障害者であると診断され，入院の必要があると認められた者で，保護者（配偶者，親権を行う者，家庭裁判所で選任を受けた扶養義務者等）の同意がある場合に，精神科病院の管理者が患者本人の同意がなくても精神科病院に入院させることができる制度である。通院医療については，自己負担部分の公費負担の制度がある。入院期間の短期化等により，その受給者は年々増加している。

（3）地域精神保健福祉対策・国民の心の健康づくり

　地域における精神保健活動の第一線機関は保健所である。保健所では以下のような精神保健福祉業務を行っている。管内の精神保健福祉に関する実態把握，精神保健福祉相談，訪問指導，患者家族会などの活動に対する援助・指導，教育・広報活動と協力組織の育成，関係諸機関との連携活動，医療・保護に関する事務である。なお，1991（平成3）年からは性に関する心の悩み相談事業も実施されている。

　近年，社会問題化している，ひきこもり，不登校，家庭内暴力など，児童・思春期の心の問題に対しては，思春期精神保健に関する専門家の養成確保が推進されている。また，犯罪や災害の被害・被災者について，PTSD（心的外傷後ストレス障害）の予防など適切な対応のできる専門家の養成確保も推進されるようになっている。

（4）障害者の社会復帰対策

　これまでは，精神障害者をまず「精神科病院から社会復帰施設へ」，そして「社会復帰施設から地域社会へ」という流れの中で，多くの社会復帰施設および居宅生活支援事業が行われてきた。2006（平成18）年4月に障害者自立支援法が施行され，社会復帰施設は同法に基づく新事業体系に移行し，同法のもとで精神障害者の福祉サービスの充実強化を図り，社会復帰を支援していくこととなった。そして，3障害（身体障害，知的障害，精神障害）にかかわらず，障害者が必要とするサービスを利用するための仕組みを一元化し，施設・事業を再編するとともに，障害者に身近な市町村が責任をもって一元的にサービスを提供する仕組みとなった。

　さらに，2012（平成24）年3月に「地域社会における共生の実現に向けて新たな障害保健福祉施策を講ずるための関係法律の整備に関する法律」が国会で可決・成立し，2013（平成25）年4月より施行された。これにより障害者自立支援法は障害者総合支援法（正式名称：障害者の日常生活及び社会生活を総合的に支援するための法律）となり，同法に基づく給付・事業は図6-9のとおりである。

6.7　歯科の健康管理（歯科保健）

（1）歯科保健とその保健行政

　噛むことは，食物の消化・吸収を促進し，生命活動にかかわる重要な働きだといえ

6. 健康管理の実際

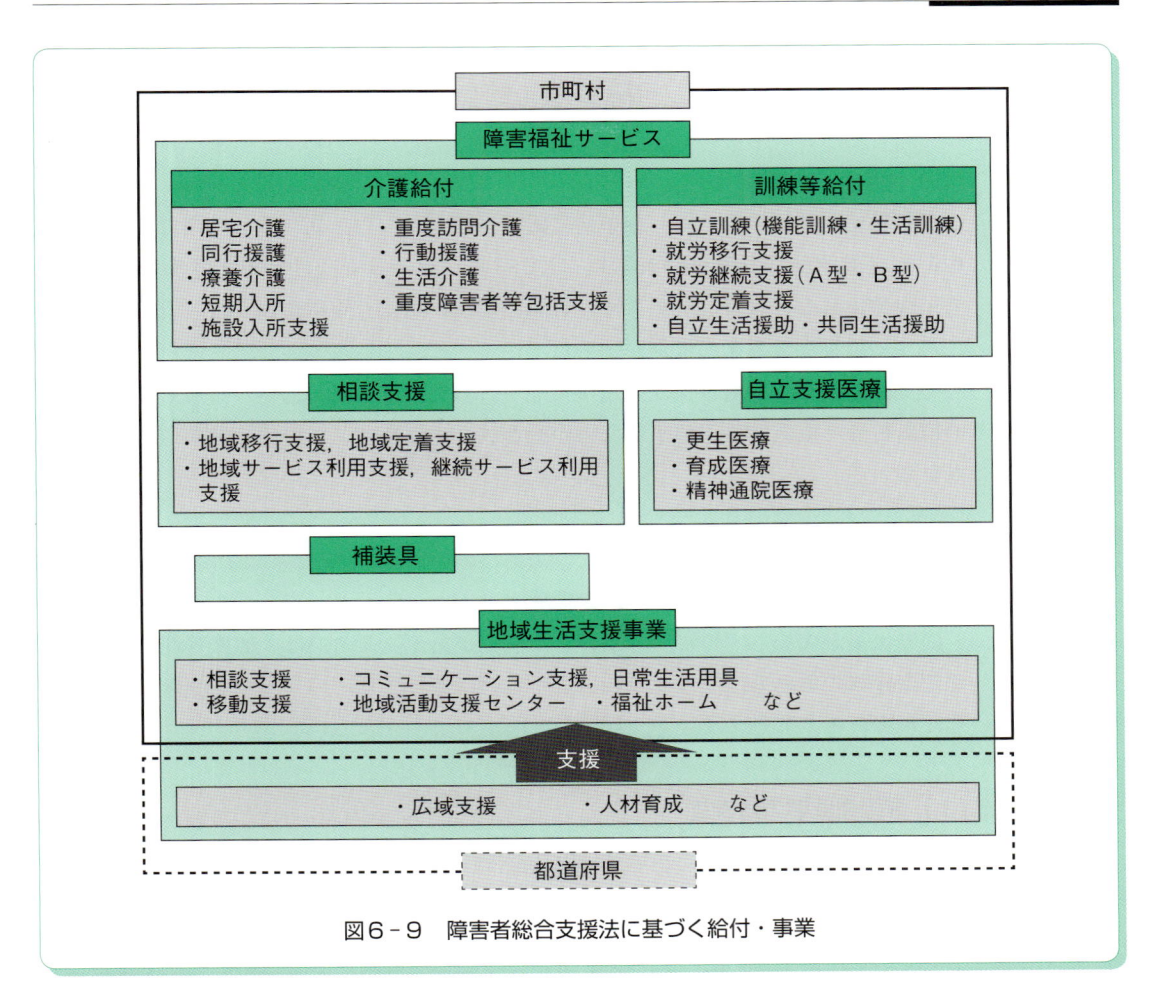

```
┌─────────────────────────────────────────────┐
│                   市町村                      │
│  ┌───────────────────────────────────────┐  │
│  │            障害福祉サービス              │  │
│  │  ┌──────────────┐  ┌──────────────┐  │  │
│  │  │   介護給付    │  │  訓練等給付   │  │  │
│  │  │・居宅介護     │  │・自立訓練(機能訓練・生活訓練)│  │
│  │  │・同行援護     │  │・就労移行支援 │  │  │
│  │  │・療養介護     │  │・就労継続支援(A型・B型)│  │
│  │  │・短期入所     │  │・就労定着支援 │  │  │
│  │  │・施設入所支援  │  │・自立生活援助・共同生活援助│  │
│  │  │・重度訪問介護  │  │              │  │  │
│  │  │・行動援護     │  │              │  │  │
│  │  │・生活介護     │  │              │  │  │
│  │  │・重度障害者等包括支援│          │  │  │
│  │  └──────────────┘  └──────────────┘  │  │
│  │  ┌──────────────┐  ┌──────────────┐  │  │
│  │  │   相談支援    │  │  自立支援医療 │  │  │
│  │  │・地域移行支援, 地域定着支援│・更生医療│  │  │
│  │  │・地域サービス利用支援, 継続サービス利用支援│・育成医療│  │
│  │  │              │  │・精神通院医療 │  │  │
│  │  └──────────────┘  └──────────────┘  │  │
│  │  ┌──────────────┐                    │  │
│  │  │    補装具     │                    │  │
│  │  └──────────────┘                    │  │
│  │  ┌───────────────────────────────┐  │  │
│  │  │      地域生活支援事業           │  │  │
│  │  │・相談支援  ・コミュニケーション支援, 日常生活用具│
│  │  │・移動支援  ・地域活動支援センター ・福祉ホーム  など│
│  │  └───────────────────────────────┘  │  │
│  └───────────────────────────────────────┘  │
└─────────────────────────────────────────────┘
                    ↑ 支援
         ・広域支援  ・人材育成  など
                  都道府県
```

図6-9 障害者総合支援法に基づく給付・事業

る。また，歯やあごの骨の健全な発育・発達にとって重要であるばかりでなく，身体の他の機能とも関連し，生体機能や精神機能の発達にも深くかかわっている。歯科保健は，口腔衛生およびむし歯予防だけでなく，一生自分の歯でおいしく食物を食べるという QOL（生活の質）の観点から，その重要性が高齢者保健においても認識されてきている。

わが国の歯科保健活動は，昭和初期からむし歯予防の推進がなされ，昭和30年代以降，保健所を中心にして，むし歯予防を中心とした母子歯科保健活動が活発に行われてきたが，1983（昭和58）年以降は，成人と高齢者に対する歯科保健対策が実施されるようになってきた。

1989（平成元）年，成人歯科保健対策検討会の報告で，80歳で20本以上の歯を保つことを目的とした 8020（ハチマル・ニイマル）運動が提唱され，その推進が図られている。また，2009（平成21）年に「歯科保健と食育の在り方に関する検討会報告書」が取りまとめられ，一口30回以上噛むことを目標とした噛ミング30（カ

ミングサンマル）運動が展開された。その運動の広がりにより、「8020運動」の一層の推進が期待されている。

（2）歯科保健対策

歯科保健対策は従来，むし歯予防に重点が置かれ，むし歯の好発時期である幼児を中心に1歳6か月児歯科健康診査，3歳児歯科健康診査，乳幼児・妊産婦の口腔診査・保健指導などが行われてきた。近年は歯周疾患にも重点が置かれ，成人と高齢者に対する歯科保健事業の推進が図られている。そして，在宅要介護者に対する対策として，在宅要介護者歯科保健推進事業等が行われ，成人歯科保健対策としては，一部の市町村等で成人歯科保健事業などが行われ，生涯を通じての歯の健康づくりが推進されている。

7. 国際保健

7.1　グローバリゼーションと健康課題

国際保健が何をさすのか，さまざまな意見がある。ここでは，健康管理という視点で国際保健の歩みを振り返りつつ，近年急速に進むグローバリゼーションが健康に与えた影響を考えてみよう。

（1）国際保健学の始まり

中世ヨーロッパでは，海を越えた探検や植民地の開拓が盛んに行われた。先住民との接触でヨーロッパ人が罹患し持ち帰った感染症もあれば，ヨーロッパ諸国が持ち込んだ病原菌もあった。クリストファー・コロンブス率いるスペインの探検隊がアメリカ大陸から梅毒をヨーロッパへ持ち帰り，その後全世界へと広がったという説は有名であるが，16世紀のアメリカ大陸では，天然痘やチフス，インフルエンザ，ジフテリア，はしかなどの感染症がたびたび大流行し多くの人びとの命を奪った。1492年，コロンブスがアメリカ大陸に足を踏み入れた年，アンチュレス（Greater Antilles）には377万人もの人口があったが，1518年には1万5千人にまで激減したという記録がある。その主たる原因が感染症であった。こうした中，疫学や感染症予防を中心に国際保健学は発展していった。

（2）健康格差の拡大

第二次世界大戦後，アジアやアフリカの国々が次々に独立したが，経済的な独立を果たすことのできない多くの国で経済格差を背景とした健康格差の広がりが問題となった。国連はWHO（World Health Organization：世界保健機関）を設立し，開発途上国の健康問題に取り組む体制づくりが進められた。健康へのアクセスは人の権利であるとする概念は世界に受け入れられたが，実際には，南北問題という言葉が象徴するように先進国と途上国の格差は広がるばかりであった。

（3）グローバリゼーションがもたらしたもの

　1990年代初頭，米国とソビエトを盟主とした東西冷戦が終結すると，人・物・金が国境を越え行き交い，つまり，グローバリゼーションが加速した。天然痘の撲滅など，感染症の制圧には一定の成果を上げてきたが，世界は後天性免疫不全症候群（Acquired Immunodeficiency Syndrome：AIDS）や重症急性呼吸器症候群（Severe Acute Respiratory Syndrome：SARS），新型インフルエンザなど，新興感染症の広範囲にわたる流行を経験することとなった。

　グローバリゼーションがもたらした問題はほかにもある。物や金に引き寄せられ動いた人は都市に集中した。世界人口の過半数は都市部に居住しているが，急激な都市化は，居住条件および労働条件にかかわる多くの健康問題を招いた。例えば，劣悪で過密状態の住居，有害で危険な労働条件，スラム街の問題などである。都市化が特に急速に進展している国や地域では，保健政策は疾患の対応にとどまり，社会的環境および物理的環境を整えるには至らない。その結果，健康格差はさらに広がり，疾患対策の質も低下するという悪循環をつくっている。

　一方，開発途上国や新興国の地方部では，保健医療人材の流出によって，なお一層医療へのアクセスが困難となっているし，先進諸国のみならず低中所得国で急増している生活習慣病は今後さらに深刻化する予測である。さらには，地球温暖化による環境汚染や自然災害の脅威が社会的弱者の負担を大きくするなど，グローバリゼーションが私たちの健康に与えている影響は多様でかつ膨大である。

7.2　医療協力のしくみ

　わが国も戦後はユニセフからミルクの提供を受けたり，世界銀行からの融資で新幹線を建設したりした歴史を持つ。その日本も今や経済先進国となり国際社会の期待は大きい。一方，食料を含むさまざまな資源を輸入に依存するわが国にとって，他国の人びととの健康な生活はたいへん重要である。例えば，今，日本国内で未知の感染症が蔓延し，港も空港も閉鎖されることになったとしよう。1億3千万人の国民はどのくらいの期間，生活できるだろうか。そうした視点で国際保健医療協力について考えると，その意義について理解を深めることができるだろう。

コラム⑨　豊かな暮らしとは

　国民1人当たりの年収が2,900ドル（2016年4月現在では30万円相当）の南洋の島国，ミクロネシア連邦のポンペイ島。まだまだ自給自足の生活が残るこの国で肥満や糖尿病，高血圧，心疾患などの生活習慣病が急増している。米国との協定でビザの必要なく渡米し働くことができる。生産年齢人口は減少し高齢者と子どもが島に残る。米国からの送金の額に合わせるかのように，商店にはインスタントラーメンや缶詰，炭酸飲料などが所狭しと並ぶ。子どもたちは地域で採れる芋ではなく，白米を好み，インスタントヌードルをおかずに食事をする。果たして，ポンペイ島住民の生活は豊かになったといえるのだろうか。

（1）国際保健分野における国際協力指針の移り変わり

　日本の国際協力は1954（昭和29）年にコロンボ・プランへ加盟したことから始まった。コロンボ・プランとは，スリランカのコロンボに事務局を置く戦後最も早期に組織された開発途上国援助のための国際機関である。技術協力を通じてアジア太平洋地域諸国の経済・社会開発を促進し，その生活水準を向上させることを目的として1950（昭和25）年に設立された。日本は1955（昭和30）年から研修員の受け入れ，専門家の派遣といった政府ベースの技術協力を開始した。これが日本のODA（Official Development Assistance；政府開発援助）の始まりである。その後，1977（昭和52）年に開催された第30回世界保健総会で「世界の人びとが，社会的，経済的に生産的な生活を送ることができる保健水準を西暦2000年までに確保すること」が決議され，さらに1978（昭和53）年には「Health for All by the Year 2000（HFA 2000）」をスローガンとするアルマ・アタ宣言が採択された。アルマ・アタ宣言の中にはHFA 2000を達成するための「プライマリヘルスケア」の重要性が4つの基本原則と8つの基本活動項目（p. 11参照）と共に明示されている。こうしたBasic Human Needsとしての保健医療分野における国際協力の必要性の強調は，各国の国際保健医療協力の指針となった。健康格差の拡大は止まらず，結局，HFA 2000は達成できなかったのだが，次につながる一歩，基盤を作るという点で評価された。

　2000（平成12）年，ニューヨークで開催された国連ミレニアムサミットでは，貧困の削減，初等教育の普及，ジェンダーの平等，乳幼児死亡の削減，妊産婦の健康改善，感染症対策，環境保全，グローバルパートナーシップの確立という8つの大目標からなる国連ミレニアム開発目標（Millennium Development Goals：MDGs）が設定され，それぞれに具体的な到達目標を置いた。日本政府はMDGs最終評価年まであと5年と迫った2010（平成22）年，さらに5年間で50億円を拠出し，母子保健（MDG 4および5），HIVエイズ，マラリア，結核の3大感染症（MDG 6），公衆衛生上の緊急事態への対応という3項目を柱とする支援強化策「国際保健政策2011―2015」を設定した。MDGsは一定の成果を達成したが，15年間には，環境問題や気象変動，国内や国際間の格差の拡大など新たな問題が出現した。2015年9月のサミットで2030年を期限とする包括的な17の目標として持続可能な開発目標（Sustainable Development Goals：SDGs）が設定され，現在，日本など先進国を含む国際社会全体が「誰一人取り残さない」社会の実現を目指し（＝人間の安全保障の理念を反映），

コラム⑩　都市化と健康課題

　スラム居住者が保健衛生サービスを利用する割合は低く，その結果，他のグループよりも病気を発症しやすく，寿命の短いことが知られている。一般に都市部は地方よりも保健医療サービスが整っているにもかかわらず，都市部の貧困層の健康状態は地方の貧困層よりも悪いのが現状である。現代において，健康向上には医学の進歩や医療保健制度の整備だけでは十分ではなく，社会環境を整えることを並行して行う必要がある。

経済・社会・環境をめぐる広範囲な課題に統合的に取り組んでいる。

(2) 日本の国際協力のしくみ

広義の国際協力は，国際交流と国際協力（狭義）に大別される。**国際交流**とは，自国の向上を目的とした技術・情報の交換や人的交流であり，**狭義の国際協力**とは，当該国の向上を図ることを目的として，人的，物的，技術的資源を提供することである。ともに2国間で行われるものと多国間で行われるものがある（図6-10）。

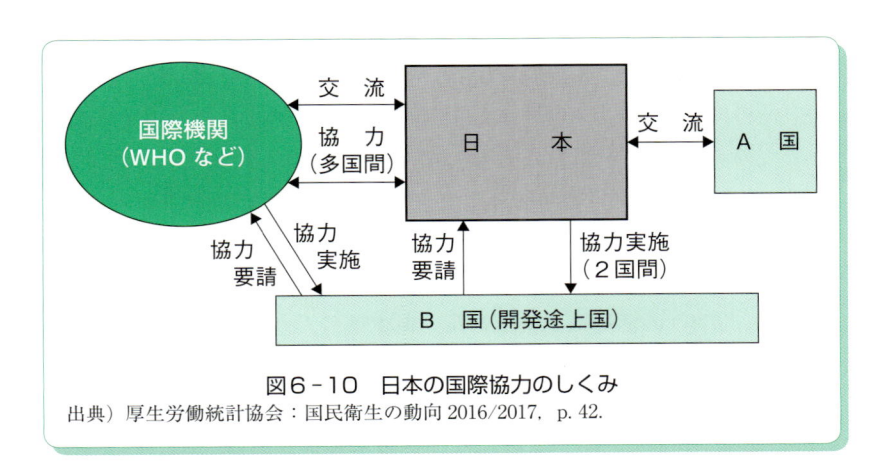

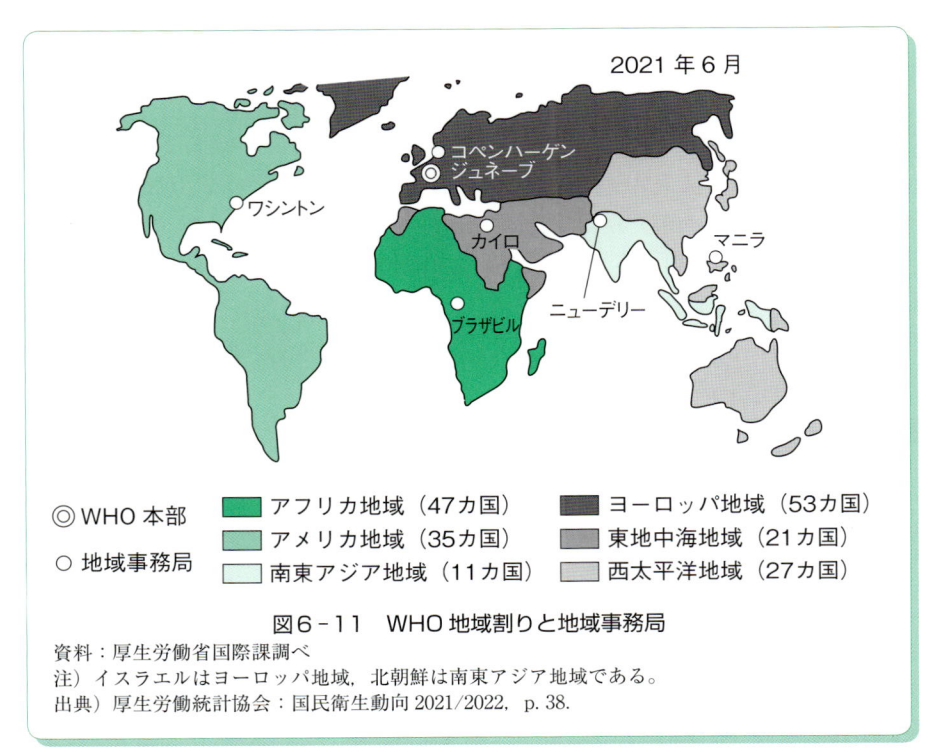

図6-10　日本の国際協力のしくみ
出典）厚生労働統計協会：国民衛生の動向 2016/2017, p. 42.

図6-11　WHO地域割りと地域事務局

- ◎ WHO本部
- ○ 地域事務局
- アフリカ地域（47カ国）
- アメリカ地域（35カ国）
- 南東アジア地域（11カ国）
- ヨーロッパ地域（53カ国）
- 東地中海地域（21カ国）
- 西太平洋地域（27カ国）

資料：厚生労働省国際課調べ
注）イスラエルはヨーロッパ地域，北朝鮮は南東アジア地域である。
出典）厚生労働統計協会：国民衛生動向 2021/2022, p. 38.

わが国の ODA の中で実施されている保健医療分野での**多国間協力**としては WHO への拠出が主である（詳細は（3）参照）。保健医療分野での**2 国間協力**では，返済義務を課さずに病院や水道建設資金や医療資機材の整備を行う無償資金援助と，返済を課す有償資金協力，保健医療に関する専門家の派遣や途上国からの研究員の受け入れなどの技術協力，その他，国際緊急援助隊の派遣などがある。

（3）WHO と国際保健医療協力

2016（平成 28）年 4 月現在，加盟国が 194 か国となった WHO は 1948（昭和 23）年 4 月 7 日に設立され，日本は 1951（昭和 26）年の第 4 回世界保健総会で 75 番目の加盟国となった。日本は西太平洋地域に属する（図 6-11）。WHO 加盟国は国民所得に基づいて決められた分担率により，決められた分担金を支払っているので，日本の貢献は大きいものとなっている。また，わが国には，WHO の研究施設として WHO 健康開発総合研究センター（通称，WHO 神戸センター）があり，「都市化と健康」を主な研究テーマとして情報発信を行っているほか，WHO の要請による専門家の派遣や多くの研究協力センターが指定分野の研究に取り組んでいる。

WHO の活動は感染症対策，衛生統計，基準作り，技術協力，研究調査など，保健分野の広い範囲に及んでいるが，特に，情報の集約と発信では大きな役割を担っている。例えば，WHO 憲章第 21 条に基づく**国際保健規則**（International Health Regulation：**IHR**）では，公衆衛生上の緊急事態への対応および情報共有について各国および WHO の果たすべき役割が規定されているが，原因を問わず，国際的な公衆衛生上の脅威となるあらゆる事象が WHO に報告されるよう IHR 参加国には義務づけられている。新型インフルエンザやサーズなど感染症のほか，原子力発電所の事故などもこれにあたる。また，地下鉄サリン事件や米国の同時多発テロを受けて 2001（平成 13）年に発足した**世界健康安全保障イニシアティブ**（Global Health Security Initiative：**GHSI**）には，日本，米国，欧州連合の執行機関である欧州委員会ほか 5 か国がメンバーとなっているが，WHO はそのオブザーバーとしてかかわっている。

健康管理には個々人の疾病予防や健康増進に向けた健康行動が基本となるが，地域や国そして世界の取り組みも必要不可欠であると理解できるのではないだろうか。

第 6 章　まとめ

❶ 健康管理とは，①個人および集団を対象とし，②疾病予防と健康の保持・増進あるいは健康回復・疾病改善を図ることを目的とし，③社会資源を組織的・計画的に提供し，④人びとの自主的な健康生活の確立を支援する実践的活動である。
❷ 計画－実施－評価の体系は，①問題の発見・分析（対象把握を含む），②計画の作成（目標設定を含む），③計画の実施，④評価（フィードバックを含む）という手順で進められる技術体系である。
❸ 計画を実施するには「6W1H1B」，つまり What, Why, Who, Whom, When, Where（6W），How（1H），Budget（1B）について明確に整理しておく必要がある。

④ 健康管理の評価には，実施前，実施中，実施後の評価がある。
⑤ 特に実施後の評価（事後評価）には，①成果評価としての事後評価と，②フィードバックのための事後評価が考えられる。
⑥ WHOの健康教育の定義には，健康に関する経験と行動変容が重視されている。
⑦ 健康教育の目的は，①知識の習得と理解，②態度の変容，③行動の変容という３つがある
⑧ 健康教育の方法としての集会の効果を高めるための方法には，シンポジウム，パネル討議，フォーラムなどがある。
⑨ 健康教育の視聴覚媒体は，健康教育の目的に沿って補助的手段として利用する。
⑩ 健康相談の対象は，健康への無関心層から対策や実行のし方がわからない者まで多岐にわたる。
⑪ 健康相談の方法は，①観察する，②受け入れる，③よく聞く，④問題を明確にし整理する，⑤解決法を考えさせる，という「面接」の方法に沿って進められる。
⑫ 健康診査とは，スクリーニングを実施し，その事後指導としての保健指導を行うことである。
⑬ 検診は単項目スクリーニング（結核検診，がん検診など），健診は多項目スクリーニング（健康診断，健康診査，健康を診る）に該当する。
⑭ スクリーニングは，ふるい分け検査であり，疾病の診断検査ではない。
⑮ スクリーニングにおける敏感度とは「患者総数」に対する「検査でも異常あり」の割合，特異度とは「健康者総数」に対する「検査でも異常なし」の割合である。
⑯ スクリーニングにおいて，健康者を異常と判定することを「偽陽性」，逆に患者を正常と判定することを「偽陰性」という。
⑰ 健康管理は，集団特性の違いによって，①地域の健康管理，②職域の健康管理，③学校の健康管理に区分され，ライフステージおよび健康問題によっては，④母子の健康管理，⑤高齢者の健康管理，⑥心の健康管理，⑦歯科の健康管理などが考えられる。
⑱ 地域の健康管理は一般衛生行政の体系の中で実施され，地域住民，特に母子・高齢者・自営業者とその家族などを対象として展開される活動である。
⑲ 職域の健康管理は産業保健行政の体系の中で実施され，労働者の健康と安全を保持増進する活動であり，その内容は，①作業環境管理，②作業管理，③健康管理の３つである。
⑳ 労働安全衛生法に基づいて，職場では一般健康診断と特殊健康診断が実施されている。
㉑ 労働者の心身にわたる健康保持増進対策として，「トータル・ヘルスプロモーション・プラン（THP）」の推進が図られている。
㉒ 学校における健康管理は保健教育と健康管理からなる。
㉓ 学校における保健教育は，学校教育法に基づいた教育活動であり，保健学習と保健指導からなる。
㉔ 学校における健康管理とは学校保健安全法によって規定され，健康診断，健康相談および感染症予防，環境衛生から構成される。
㉕ 学校での健康診断には，就学時の健康診断，定期・臨時の健康診断がある。
㉖ 母子の健康管理（母子保健）は，母子保健法などによって総合的に実施されている。
㉗ 母子保健の施策としては，「エンゼルプラン」「新エンゼルプラン」「健やか親子21」が策定されてきた。
㉘ 高齢者の健康管理（高齢者保健）は，高齢者医療確保法，介護保険法などによって，医療・介護・福祉等の分野と連携して総合的・体系的に進められる活動がある。
㉙ 老人保健法に基づく基本健康診査は，高齢者医療確保法に基づく特定健康診査・特定保健指導として医療保険者にその実施が義務づけられた。

㉚ 介護保険制度の被保険者は 40 歳以上の者とし，65 歳以上の第 1 号被保険者と 40 歳以上 65 歳未満の第 2 号被保険者に区分される。
㉛ 心の健康管理（精神保健）は，精神保健福祉法などによって実施されている。
㉜ 精神保健福祉法に基づく入院形態には，任意入院，処置入院，医療保護入院がある。
㉝ 精神保健は精神障害者の福祉サービスの充実強化を図り，社会復帰を支援していくことが重視され，障害者総合支援法の施行によって，地域社会における共生の実現に向けて新たな障害保健福祉施策を講ずるしくみが考えられている。
㉞ 歯科保健では，これまでむし歯予防の推進が活発になされてきたが，1980 年代から成人と高齢者に対する歯科保健対策が実施されるようになってきた。
㉟ 「8020（ハチマル・ニイマル）運動」は，80 歳で 20 本以上の歯を保つことを目的とする運動である。
㊱ 「噛ミング 30（カミングサンマル）運動」は，一口 30 回以上噛むことを目標とする運動である。
㊲ 行動変容ステージモデルでは，行動変容ステージが無関心期，関心期，準備期，実行期，維持期の 5 段階で分類されている。
㊳ 国際保健で取り扱う課題は，疫学・感染症対策のみならず，生活習慣病などの非感染性疾患や人口問題など多岐多様である。
㊴ グローバリゼーションの加速により，自国民の健康を守るためにも世界の健康課題解決に積極的に取り組む必要性が高まっている。
㊵ 国際保健の中核機関として，世界保健機関（WHO）が活動している。

文　　献

- 外務省経済局：日本の経済連携協定（EPA）の現状と主要国・地域の取組状況，2012．3．
- 厚生労働統計協会：国民衛生の動向 2021/2022，2021．ほか各年版
- 国際協力機構ホームページ：国際協力の目的について．(http://www.jica.go.jp/about-oda/basic/01.html 2014/02/04 アクセス)
- 日本政府：国際保健政策 2011—2015．(http://www.mofa.go.jp/mofaj/gaiko/oda/doukou/mdgs/pdfs/hea_pol_ful_jp.pdf)
- Mann, Charles C.: 1941：New Revelations of the Americas before Columbus, Knopf, 2005.
- WHO：Global status report on noncommunicable diseases, 2010.
- WHO & UN Habitat：グローバル・レポート サマリー：隠れた都市の姿—健康格差是正を目指して—，2010．

第 7 章

EBMに基づく健康管理

1. EBMとは

1.1 EBMとは

　EBMという用語は1991（平成3）年に初めて提唱され，さらに1993（平成5）年，カナダのマクマスター大学のSackett, D. L. 教授（現オックスフォード大学教授）らによるEBM Working Groupの活動によって発展してきた。EBMはEvidence-based medicine の頭文字であり，科学的根拠に基づく医療ということである。医療の現場では，あやふやな経験や直感に頼ることは許されない。科学的根拠に基づいて適切な医療・治療を実践することが求められ，その方法論がEBMである。

　つまり，医療現場では疾病の診断法，治療法，予防法などを展開するにあたって，科学的根拠に基づいた適切な対応が求められ，また，新しい手法や技術を導入する場合でも，科学的・実証的な方法でこれまでの手法や技術に比べて優れているかを検討する必要がある。EBMは，今や世界的に急速な広がりをみせ，その普及によって根拠のある医療・適切な医療の推進が重視されてきている。

1.2 EBMの応用－EBN・EBHC

　最近では，EBMの考え方を応用して，栄養分野ではEBN (Evidence-based nutrition) という考え方が登場し（なお，看護分野でEBNというと，Evidence-based nursingのことである），医療経済・医療政策などを含む保健医療に関する幅広い分野ではEBHC (Evidence-based health care) という考え方が普及してきている。このEBHCは，EBMに基づく健康管理とほぼ同義であるといえる。

　健康管理の方法にはさまざまな考え方や手法があるが，その展開方法は妥当であったか，疾病予防および健康の保持・増進に効果があったか，経済投資と効果が見合っていたか，または医療費の抑制につながったかなどについて，EBMの観点から評価し，効果があった健康管理の方法を基礎にし，さらにその活用を推進する。また，EBMの観点に基づいて，新しい方法の開発が求められる。EBMに基づく健康管理の展開は，今や必要かつ重要な考え方となっている。

2. EBMの方法（疫学の方法）

　EBMの根幹をなす方法論として臨床疫学がある。臨床疫学は医療・医学に関する

諸問題を疫学的手法により解明しようとする学問である。疫学とは，そもそも人間集団における疾病および死亡現象について，疾病の発生源や感染経路などを調べたり，疾病発生とその原因を解明したりして，疾病の減少や予防に役立てる学問といえる。したがって，ここではエヴィデンス（根拠）を解明・利用するための主な疫学的研究を紹介する。

2.1　記述疫学研究

集団の人口，出生数および出生率，死亡数および死亡率，有病者数および有病率，新患数および罹患率（発生率）などを調べる。さらに，性・年齢・地域・年次別などに分析・比較する。そして，その特徴を記述する。この方法は最も基本的手法であり，貴重な基礎データを与えてくれる。

> 例）ある年度のA市における心疾患による死亡は1,000人であり，前年度に比べて50人の増加であった（死亡率も明らかな増加がみられた）。その結果を，国や県，他の市町村の動向と比較してみる。そして，心疾患の死亡率が高く，しかもその増加が問題視されるなら，その対策が重要ということになる。

2.2　横断研究

横断とはある時点ということで，横断研究ではある時点における集団の疾病や死亡などに関するデータを扱う。それは既存データであったり，新たな調査結果および測定値であったりする。そして，それらの結果やその組み合わせによって，相互の関連性や原因と結果の関係などを明らかにするのである。

しかし，何と何の関連をみたいかなどについて，調査および測定の前に決めておくことが大切である。それによって調査および測定項目の選択がなされる必要がある。何と何の関連をみたいのかがはっきりしないまま，調査項目などを単に関心があるからといって設定したり，調査実施後に闇雲に関連を探そうとしたりするというやり方では，思わしい結果や期待する結果は得られない。

> 例）ある男女集団において健康調査を実施し（その調査時期がある時点ということになる），その結果から喫煙率と自覚症状の訴え率（平均値）を比較・分析した（喫煙と自覚症状との関連をみたいということで，双方の項目が調査前に選択されていなければならない）。そして，男性は女性に比べて，喫煙率も自覚症状の訴え率も有意に高かった。また，男女とも喫煙率の高い群は低い群に比べて，自覚症状の訴え率がそれぞれに有意に高かった。したがって，喫煙と自覚症状との間には関連性のあることが示唆された（表7-1）。
>
> ただし，自覚症状には喫煙以外の要因（ストレスや栄養および運動不足など）も関連しており，厳密にはそれらの影響を除いた分析が必要である。また，因果関係を断定するには，後述のコホート研究やケースコントロール研究による必要がある。

表7-1　喫煙と自覚症状の関連性（横断研究の結果例）

	男　性	女　性	特　徴
対象者数	1,000	800	男性が女性より自覚症状の訴え率が高い
自覚　　平均値	4.5*	3.0	
症状　　SD	1.2	1.1	
喫煙者数	550	120	男女とも喫煙群は非喫煙群より自覚症状の訴え率が高い
自覚　　平均値	5.6*	4.3*	
症状　　SD	1.3	0.9	
非喫煙者数	450	680	
自覚　　平均値	3.8	2.5	
症状　　SD	1.0	1.2	
喫煙者率（%）	55.0*	15.0	男性が女性より喫煙率が高い

注1）自覚症状は8項目を設定し，あれば1点を加点し，その平均値を算出した（架空データ）。平均値は訴え率に相当する。
　2）SD：標準偏差
　3）*：$p<0.01$（有意差あり）

2.3　コホート研究

　コホートとは，何らかの共通要因（患者，暴露要因，同年出生など）をもった集団のことである。コホート研究はその集団を追跡し，死亡や疾病などの発生状況を観察し，その発生の関連要因を明らかにしたり，ある要因の効果判定をしたりする方法である。そのために，コホート研究では調査対象の要因調査が調査開始時にほとんど済んでいる必要がある。つまり，調査開始時に要因の有無やその程度などが明らかにされている必要がある。そして，ある期間経過後，その要因およびその程度別に死亡や疾病などの発生状況について調べる。または，死亡や疾病などの発生群と非発生群について，その調査開始時の要因の違いを比較・検討する。この場合，（死亡や疾病などの）発生群をケース，非発生群をコントロールということができ，コホート内ケースコントロール研究という。

　患者の追跡調査，予後調査，薬剤の効果調査などは，患者コホートを追跡するコホート研究である。この場合の目的は原因を究明するというのはまれで，要因（治療法や薬剤など）の効果判定を目的とすることが多いものである。

　なお，コホート研究は，調査開始時以降に生じる死亡や疾病などの発生（の有無）を調べることから，前向き調査ともいわれる。

例1）50歳代の1万人の集団（50歳代コホート）を10年間追跡したところ，未婚者群は既婚者群より死亡率が高かった（50歳代の時点で既婚・未婚が把握されている必要がある）。このことから，（50歳代では）結婚の有無と死亡との間には関連性があるといえる（この例では，結婚することを暴露と考えれば，既婚者群を暴露群，未婚者群を非暴露群といえる）。

例2）高血圧患者群に対して，新薬のA降圧剤と既存のB降圧剤（または新薬と偽薬）のいずれかを適当な時期まで投与する（厳密には二重盲検法で行う。つまりどの薬がどの患者に投与されるか，

使う側も使われる側も知らない状況で行う)。その結果，A降圧剤（新薬）投与群がB降圧剤（偽薬）投与群より，大きな降圧効果が確認された（図7-1）。なお，この場合，コホート（高血圧患者群）内ケース（A降圧剤または新薬）コントロール（B降圧剤または偽薬）研究といえる。

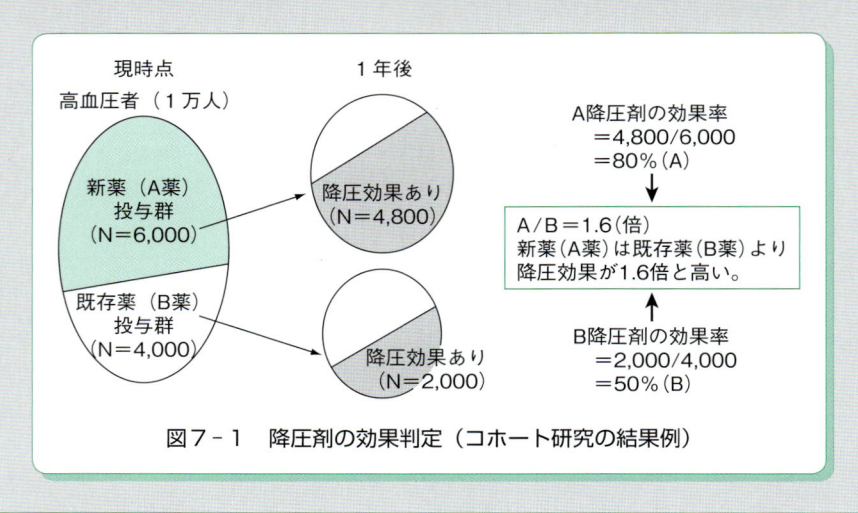

```
現時点              1年後
高血圧者（1万人）

新薬（A薬）      降圧効果あり       A降圧剤の効果率
投与群           (N＝4,800)        ＝4,800/6,000
(N＝6,000)                         ＝80％(A)

                                   A/B＝1.6(倍)
                                   新薬(A薬)は既存薬(B薬)より
                                   降圧効果が1.6倍と高い。

既存薬（B薬）    降圧効果あり       B降圧剤の効果率
投与群           (N＝2,000)        ＝2,000/4,000
(N＝4,000)                         ＝50％(B)
```

図7-1　降圧剤の効果判定（コホート研究の結果例）

2.4　ケースコントロール研究（症例対照研究）

　ケース（症例群または暴露群）とそれに対する適切なコントロール（対照群または非暴露群）を設定し，両群の暴露状況（または要因の有無）を比較し，その暴露と疾病および死亡などの発生との関連を明らかにする方法である。ケースコントロール研究は，疾病および死亡などの発生した群をケース，発生のなかった群をコントロールとし，発生の有無の時点を起点（現時点）として，そこから以前にさかのぼって暴露の有無を両群で比較する方法をとる（そのことから，後向き調査ともいわれる）。

　しかも，ケースコントロール研究ではケースとコントロールをどう設定するかが重要である。この研究ではある疾病についてその危険因子候補が，過去の研究などから限定されていることが多い。しかし，ある疾病とその危険因子候補との間には別の影響要因（交絡要因：性・年齢など）がかかわっていることがある。そこで，それらの要因をそろえた（マッチングした）ケースとコントロールを設定し，危険因子候補と疾病などとの関連，因果関係を調べるのである。

例）男性40歳代の肺がん患者（ケース）の発生前の10年間の喫煙量（暴露状況）は，同性同年齢代の肺がんになっていない者（コントロール）よりも多かった。このことから，喫煙は肺がんの危険因子であることが示唆される（図7-2の①）。なおここで，性・年代をそろえることをマッチングという。肺がんの発生率は，性・年齢によって異なる，つまり性・年齢に影響されることがわかっているから，マッチングの必要がある。

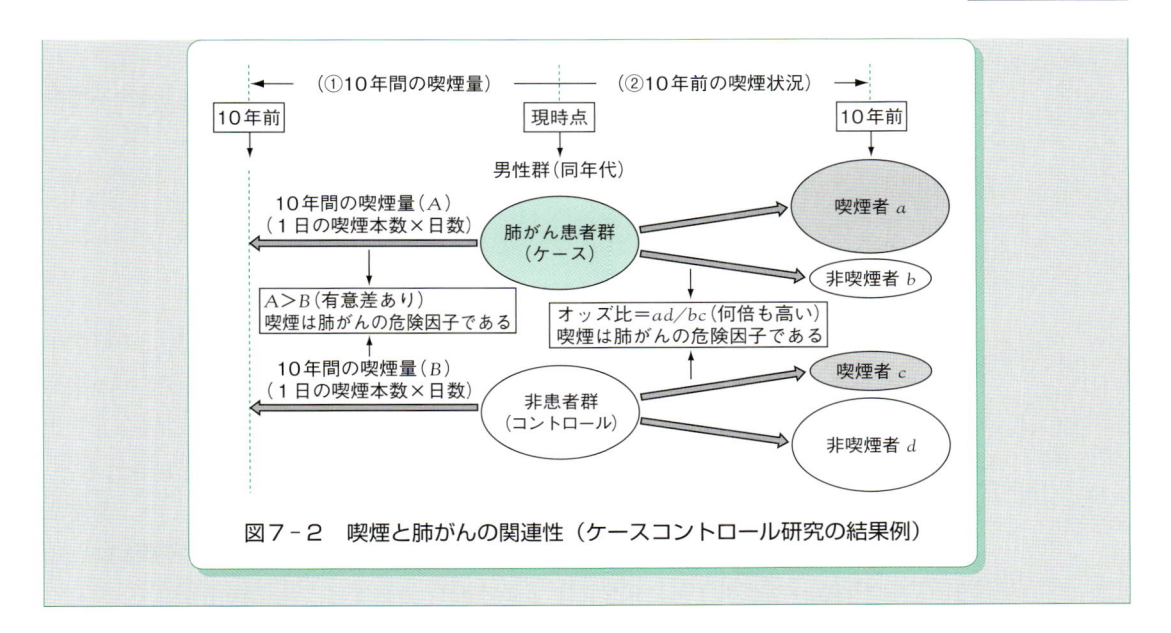

図7-2 喫煙と肺がんの関連性（ケースコントロール研究の結果例）

2.5 介入研究

コホート研究は暴露群と非暴露群について前向き調査をする方法であることは前記した。コホート研究では暴露要因は研究者自身が決定するものではない。この，暴露要因を研究者自身が決定する場合が介入研究である。

例えば，ある要因を研究者自身が設定し（運動指導や栄養指導などを実施したりし），その要因の健康影響などについて同要因を実施しなかった群との比較において明らかにする方法である。

例）B村の60歳代を対象に，週2回3か月間のウォーキング教室を企画・実践させ，その健康影響を検討したとする。B村の60歳代500人のうち200人を抽出しウォーキング教室（介入）を実践したところ，同群（暴露群：介入群）は抽出されなかった群（非暴露群：非介入群）より，血圧値や総コレステロール値の平均値が低下した。
　ただし，介入群の抽出は意図が入らないような無作為抽出によることが大切である（500人に番号をふってくじ引きのような方法で決める）。

3. EBMの応用

ここでは，疫学的研究で得られたデータをどのような方法で評価し，その結果をどう意味づけし，どう活用・応用するかを述べる。これは，調査に続いて重要なことである。

3.1 検定とその方法

2つまたは3つ以上の平均値や比率などを比較するとしよう。例えば，ある問題の正解率を男女別にみると，男性で50%，女性で70%であったとしよう。この結果を

みると女性の出来が良い（差がある）と判断したくなる。しかしこのような場合，たまたま女性の正解率が高かったということがあり得る（特に人数が少ない場合はそうである）。そこで，検定という統計的手法が求められる。この検定によって差があると判断できる場合のみ，真に差があると判断すべきである。

（1）検定の考え方
1）帰無仮説
　一般に仮説は「立証する」ために立てるが，統計的仮説検定では仮説は「否定する」ことを期待して立てる。例えば，2つの平均値の差を検定する場合，「2つの平均値は差がない（等しい）」，また，クロス集計表でその比率の差を検定する場合も「比率には差がない（等しい）」という仮説を立てる。そして，この仮説が否定されると，その仮説の逆，つまり「差がある（等しくない）」という判断をする。この「差がない（等しい）」という仮説は否定されることが期待されるものであり，帰無仮説という（「否定する」ことを「無に帰する」というわけである）。

2）危険率・自由度
　検定では，危険率（有意水準ともいう）と自由度という概念を知る必要がある。
　① 危険率：危険率とは判断の誤りの確率で，一般に5%と1%が採用される。そして，危険率5%（または1%）で「2つの平均値は有意差がある」という言い方をする。この場合，その判断には5%（1%）の誤りが含まれているということである。しかし，大多数の95%（99%）はその判断を支持するからその判断を採用するというのが検定の考え方である。危険率は誤りの確率なので，5%より1%のほうが精度は高い。
　② 自由度：検定のときには，危険率と同様に，「自由度」もよく使う。この自由度の考えは難しいものであるが，平均値 $\overline{X}$ を使って説明しておこう。
例えば，[N = 5, $\overline{X}$ = 3.5] であったとすれば，
$$\overline{X} = (X_1 + X_2 + X_3 + X_4 + X_5)/5 = 3.5$$
となる。[X_1〜X_4]の値（4個：自由にとれる値の数）がどんな値をとっても，[X_5]の値を調整することで，[$\overline{X}$ = 3.5]を得ることができる。この「自由にとれる値の数」を自由度という。すなわち，平均値の場合の自由度は，[N − 1]となる。
　しかし，自由度は常に[N − 1]ではない。検定法それぞれに自由度は決まっているので，そのたびに自由度の求め方を確認する必要がある。

（2）検定の手順
　① それぞれの検定の計算式によって，それぞれの統計量を求める。その統計量は χ^2（カイ2乗）検定では χ^2 値，t 検定では t 値を求めるといった具合である。
　② 該当する統計分布表，つまり，χ^2 検定では χ^2 分布表，t 検定では t 分布表から危険率と自由度に対応した所与値を読み取る。

●検定の計算式で算出される統計量①は，もともと比較する値の差が大きいほど，その数値は大きい値が得られるようになっている。そして，この統計量①がある基準値より大きい場合に差があると判断しようというのが検定の考え方であり，その基準値が所与値②というわけである。

③ その双方を比較し，①の統計量＞②の所与値 であれば，有意差がある，または有意な相関があると判断する。

（3）検定の例

検定の方法は複雑多岐にわたるので，その詳細は統計学の専門書にゆだねるとして，ここでは主な検定の概要を紹介する。

1）質的データの検定

質的データは，単純集計およびクロス集計を行うのが一般的である。単純集計表の検定は適合度の検定，クロス集計表の検定は独立性の検定といわれるが，双方とも統計量としてχ^2値を算出しχ^2検定を行う。算出されたχ^2値をχ^2分布表の所与値と比較するのである。このχ^2値は下記の式で求める。

$$\chi^2 値＝[(実測値－期待値)^2/期待値]\ の総和$$

である。期待値とは，帰無仮説（「差がない」という仮説）を前提に算出される（例えば，男女の実数および比率を比較する場合は「計の比率」に見合うように割り振った値に相当する）。

2）量的データの検定

量的データは，平均値を算出しその差を検定する（ただし，質的データに変換できれば，前記のχ^2検定を行う）。平均値の差の検定には，2つの平均値の検定，3つ以上の平均値の検定，標本平均と母平均の検定などさまざまな方法があるが，それぞれの統計量はそれぞれに決まった計算式で求める。そして，その統計量に対応してみるべき統計表も決まっている。

3.2　効果判定・危険因子（危険度）の比較
（1）対応のある2標本の比率の検定：マクネマーの検定

以下の例では，①統計量は図7-3に示した式でχ^2値を求める。「χ^2値＝4.455」となる。②χ^2値を求めたのでχ^2分布表の所与値を読むと，自由度は2×2表では1であるので（m×n表の自由度は，(m－1)×(n－1) である），危険率5％で「3.841」，危険率1％で「6.635」が読み取れる。③「①χ^2値 4.455 ＞② 所与値 3.841」であるので，危険率5％で有意差があり，糖尿病教室の効果はあったといえる（危険率1％では有意差はないが，5％であれば有意差があると判断する）。

例） 某保健所で30人の糖尿病患者を対象に糖尿病教室を実施し，同教室の実施前後において食事療法の必要性に関するアンケート調査を行い，図7-3のような結果を得た。
　この結果から糖尿病教室の効果はあったといえるか（必要ありを効果ありと判断する）。

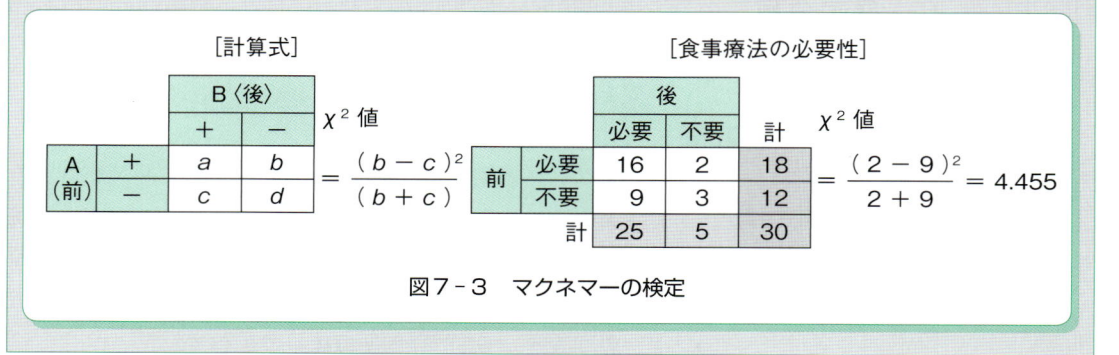

[計算式]

A（前）	B〈後〉		
		+	−
	+	a	b
	−	c	d

χ^2値 $= \dfrac{(b-c)^2}{(b+c)}$

[食事療法の必要性]

前	後		
		必要	不要	計
	必要	16	2	18
	不要	9	3	12
	計	25	5	30

χ^2値 $= \dfrac{(2-9)^2}{2+9} = 4.455$

図7-3　マクネマーの検定

（2）危険因子（危険度）の比較・推定

1）相対危険（リスク比）

コホート研究において，ある要因の有無で疾病等の発生率を比較し，要因を持つ群（暴露群）は持たない群（非暴露群）に比べ，何倍の危険があるかを示すものである。

例） 煙草を吸う集団1,000人と吸わない集団2,000人を10年間追跡し，肺がん死亡者数を比較すると，煙草を吸う集団では30人，吸わない集団では10人だとする。
　　　煙草を吸う集団の死亡率（A）：30/1,000
　　　煙草を吸わない集団の死亡率（B）：10/2,000
　　　相対危険（リスク比）＝A/B＝6
したがって，煙草を吸っている場合は吸わない場合に比べて6倍も肺がんになりやすいといえる。

2）オッズ比

コホート研究において相対危険を求めるには，長期的な追跡が必要である（前例では10年間）。追跡期間が長いほどその要因解明には長期間を要する。そこで，疾病などの「結果」から「原因」を探るという方法がしばしばとられる。この方法がケースコントロール研究であることは前記した。この場合は，症例群（ケース）と対照群（コントロール）の2群を設定し，この2群について過去の調査開始時に戻って要因があったかを調べ比較する。この場合は，次式によって**OR**（**オッズ比**：odds ratio）を求める。オッズ比は相対危険の近似値としてよく使われる。

例） 前記の相対危険の例を症例対照研究に置き換えて考えてみよう。調査者数は3,000人である。その中には，過去10年間に肺がんで死亡した者が40人いた。また，その40人を含め調査者3,000人について，調査開始時に喫煙していたかを調べると，図7-4のとおりであった。
　オッズ比を図7-4に示した式で求めると「6.15」となる。前記の相対危険「6」とほとんど同じである。

3. EBMの応用

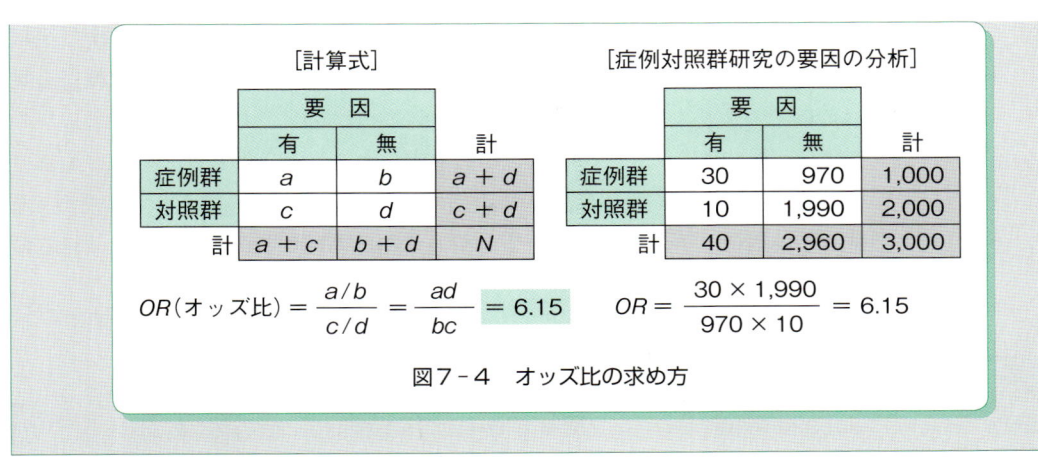

[計算式]

	要因 有	要因 無	計
症例群	a	b	$a+d$
対照群	c	d	$c+d$
計	$a+c$	$b+d$	N

$$OR(\text{オッズ比}) = \frac{a/b}{c/d} = \frac{ad}{bc} = 6.15$$

[症例対照群研究の要因の分析]

	要因 有	要因 無	計
症例群	30	970	1,000
対照群	10	1,990	2,000
計	40	2,960	3,000

$$OR = \frac{30 \times 1,990}{970 \times 10} = 6.15$$

図7-4 オッズ比の求め方

3）前後比較

　実施群のみでその実施前後のデータをどう評価するかを考えてみる（実施前後のデータの検定，つまり対応のある2標本の平均値の検定や前記のマクネマーの検定による評価法はある）。例えば，ダイエット教室でその参加者（実施群：A）の体重変化をみたとする。その結果，図7-5のように明らかに体重減少がみられた。しかし，その結果だけでダイエット効果があったとはいえない。ダイエット教室に参加しなかった者（未実施群）でも体重減少がみられることがある。この場合は，実施群の効果は対照群の下がり方を差し引いた部分である。

　そこで，実施前において，実施群と対照群との平均体重に有意差はなかったのに，実施後においては，実施群の平均体重が対照群のそれに比べて有意に低くなったことを確認すればよい。

　ただし，実施前・実施後のいずれにおいても，有意差があった場合またはなかった場合は，実施群の効果の判定は困難となる。

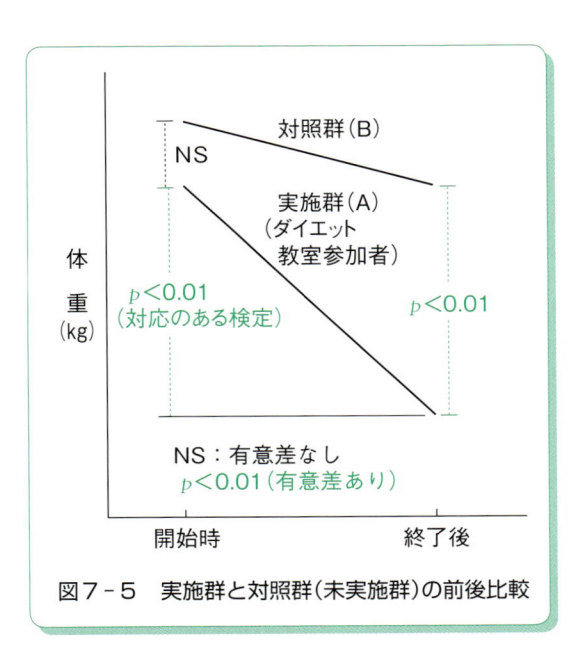

図7-5 実施群と対照群（未実施群）の前後比較

4）交互法による介入研究

　介入研究においては，介入群（ケース）をつくり，かつ対照群（コントロール）が必要である。例えば，高血圧教室を実施し，その効果を判定したいという場合を考える。ここで，図7-6のように，高血圧教室をA群とB群に交互に実施するのである。つまり，A群には開始から6か月，B群には6か月後から1年後まで実施する。

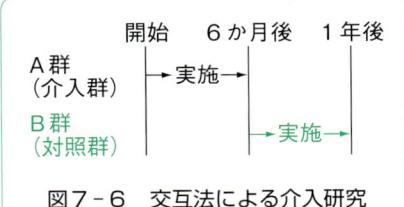

図7-6 交互法による介入研究

この場合，A群が介入群（実施群），B群は対照群となり，開始時点と6か月後について比較をするのである。6か月後から1年後では，A群はすでに高血圧教室を実施しているので，実施前または開始から6か月後とは同じではなく，A群とB群の比較・評価は困難である。ここでは，B群にも実施するということは，全体（A群とB群）に保健サービス（高血圧教室）を実施するという点が肝心である。つまり，B群に実施しない場合，不公平さから全体の協力体制が得られないことが起こり得るのである。

第7章 まとめ

❶ EBM（Evidence-based medicine）は「科学的根拠に基づく医療」ということである。
❷ 栄養分野ではEBN（Evidence-based nutrition），看護分野でもEBN（Evidence-based nursing），保健医療の分野ではEBHC（Evidence-based health care）という考え方がある。
❸ 記述疫学研究は，対象集団における死亡や疾病などの健康事象に関する状況および特徴を記述する研究である。
❹ 横断研究では「ある時点」における集団の健康事象や危険因子などのデータを同時に調べる研究である。
❺ コホート研究とは，何らかの共通要因を持つ集団（コホートという）を追跡し，死亡や疾病などの発生状況を観察し，その発生の関連要因を明らかにしたり，ある要因の効果判定をしたりする方法である。
❻ コホート研究は前向き調査で，縦断研究（追跡研究）でもある。
❼ ケースコントロール（症例対照）研究は，ケース（症例群または暴露群）とコントロール（対照群または非暴露群）を設定し，両群の暴露状況（または要因の有無）を比較し，その暴露と疾病および死亡などの発生との関連を明らかにする方法である。
❽ ケースコントロール研究は後向き調査である。
❾ 介入研究は，ある要因を研究者自身が設定し，その要因の健康影響などについて同要因を実施しなかった群との比較において明らかにする方法である。
❿ 統計的仮説検定では，比較するものの間に「差がない（等しい）」という帰無仮説を立てて，それを前提とする。
⓫ 統計的検定には危険率（有意水準ともいう）という考え方があり，一般に「5％」または「1％」が採用される。
⓬ また，統計的検定には「自由度」も使うが，検定法それぞれにその求め方がある。
⓭ 検定の手順としては，まず該当する計算式で統計量を求め，次に該当する統計分布表から危険率と自由度に対応した所与値を読み取り，[統計量>所与値]であれば，有意差があるまたは有意な相関があると判断する。
⓮ 効果判定・危険因子（危険度）の比較の方法には，①マクネマーの検定（2×2表による対応のある2標本の比率の検定），②相対危険（リスク比）・オッズ比，③前後比較（実施群と対照群の比較，対応のある2標本の平均値の検定），④交互法などがある。

第 8 章

健康情報

1. 健康情報とは

1.1 健康情報の定義

健康情報とは個人および集団における健康・疾病などに関する情報のことである。健康情報には一般的な健康に関する情報と，保健・医療に関する情報がある。ここでは保健・医療に関する情報を保健医療情報という言い方で区別することとする。

1.2 健康情報の種類と内容

(1) 一般的な健康に関する情報

一般的な健康に関する情報は近年，特にインターネットなどITの普及により，誰でも簡単に情報を入手したり発信することが可能となっている。健康に関する情報の内容は，健康増進にかかわるダイエット，メタボリックシンドローム，アンチエイジング，エステ，有機野菜，健康長寿，健康食品などのテーマから健康被害にかかわる放射能汚染，遺伝子組み換え食品，食肉偽装事件，鳥インフルエンザ，喫煙など，さまざまなトピックにわたっている。

ただ，健康に関する情報の信頼性に関しては十分な注意が必要である。例えば，健康食品でありながら効能や効果を宣伝することはいわゆる薬事法違反*となり，しっかりとした根拠に基づいていないにもかかわらずやせるなどと宣伝すると景品表示法違反となる可能性がある。現状では情報量が多すぎて十分な取り締まりはできておらず，すべてを検証することは不可能に近い状態である。個人個人が情報の信頼性をきちんと判断する必要がある。ヘルス・リテラシーの必要性が叫ばれているのもこのような事情が大いに関係している。

*薬事法は，2014年改正で「医薬品，医療機器等の品質，有効性及び安全性の確保等に関する法律」に改題された。

(2) 保健医療情報

保健医療情報には保健医療活動自体から発生する情報（患者報告など）と保健医療活動を支援する情報（国勢調査など）がある。ただ後者にどの範囲までの情報を含めるかということで，保健医療情報の内容があいまいになりやすいため，保健医療活動自体から発生する情報を中心にして考えることが実用的である（表8-1）。

第8章　健康情報

表8-1　保健医療活動に拠る保健医療情報

人および集団の健康に関する情報	・健康診断結果　　　・診療記録 ・看護記録　　　　　・投薬記録，病歴　　　　　　　　など
保健・医療等に関するサービスを提供する組織の運営に関する情報	・診療記録　　　　　・病院等の経営情報 ・臨床検査記録　　　・医事会計情報，給食・献立に関する情報 ・人事情報　　　　　　　　　　　　　　　　　　　　　　など
保健・医療に関する知識	・医学文献情報　　　　　　・医薬品情報 ・医療機関に関する情報　　・保健・医療に関する諸制度の情報 ・サービス提供に関する情報　　　　　　　　　　　　　　など

2. 健康情報の収集方法・情報源

2.1　各種メディアによる情報

（1）インターネットからの情報

　インターネット上には無数の情報があり，そこから必要な情報だけを抽出するには，検索エンジン（Yahoo や Google など）を用いて検索を行うのが一般的である。この検索エンジンを使うと，膨大な情報を瞬時に入手することができる。

　例えば，Google Japan（https://www.google.co.jp）の検索エンジンを用いて「健康」というキーワードで検索してみると，約26億5千万件という膨大な情報がヒットする（2022年1月現在）。

　これらの情報の中には各企業や団体，個人等でウェブページを作成し，情報公開している場合も多く，その情報の信頼性には十分配慮して利用することが重要である。利用に関する注意点は，健康情報の注意点として後述する。

（2）新聞，雑誌，テレビなどマスメディアからの情報

　健康に関する情報はインターネット以外にもマスメディアから数多く発信されている。つまり，各種の健康雑誌から週刊誌や月刊誌，また，各新聞の紙面でも健康に関するトピックが毎日のように掲載されている。さらに，テレビ番組でも数多くの健康関連の番組がほぼ毎日のように放送されている。

　こういったメディアからの情報の特徴はインターネットからの情報とは違い，一方的に発信されるということである。テレビだからとか，有名な研究者や芸能人が説明しているからといった理由で安易に信用するのは危険である。マスメディアは，正確な情報提供がその使命であるが，えてして，視聴者にインパクトを与えるため，大げさに伝える傾向がある。また，視聴者を飽きさせないために次々と新しい情報を提供し，過去の情報に関してはその後の検証はほとんど行われないのが実情である。マスメディアは基本的には責任は負わないので，情報の判断は個人に委ねられている。

2.2　官公庁などの公式情報

　主に保健医療情報に関する情報源となるものである。国，都道府県，市町村が調査・公表している情報についてはその利用が可能である。これらは，全国レベルのものが多く，地域別でも都道府県単位であることが大半である。市町村レベルのような小地域での情報は得難いことが多い。

（1）主な厚生統計（厚生労働省）

　厚生労働省が所管している主な厚生統計には，人口動態統計（p. 22 参照），患者調査（p. 10 参照），国民生活基礎調査（p. 10 参照），国民健康・栄養調査のほか種々の既存資料がある。厚生労働省が調査・公表している主な関係統計調査の概要は，『国民衛生の動向』（厚生労働統計協会）の巻末に整理されている。

1）人口動態統計

　出生，死亡，死産，婚姻，離婚について，全国レベルの集計が公表されている。

2）患者調査

　入院受療率，外来受療率，入院期間が全国，都道府県，二次医療圏の3段階で公表されている（市区町村単位での数値はない）。

3）国民生活基礎調査

　有訴者，通院者，日常生活に影響のある者の状況，健康意識，悩みやストレス，介護の状況などについて調査される。

　また，世帯・住居や所得・貯蓄についても調査される。集計は，全国編，都道府県編で公表されている（市区町村単位での数値はない）。

4）国民健康・栄養調査（国民栄養調査）

　国民健康・栄養調査の前身である「国民栄養調査」は，栄養改善法（1952年）に基づき，国民栄養の実態を把握し，国民健康改善対策の樹立および食生活改善指導の基本資料として公衆衛生上，国民の体位および健康の向上に資するほか，食糧生産対策および輸入方策等に貢献することを目的としていた。その後，健康増進法（2002年）に基づき2003（平成15）年より「国民健康・栄養調査」として，国民の身体の状況（身長・体重，腹囲，血圧，血液検査結果など），栄養摂取状況（エネルギー・栄養素別，食品群別など）および生活習慣（運動，休養，飲酒，喫煙など）の状況を明らかにし，国民の健康の増進の総合的な推進を図るための基礎資料を得ることを目的に毎年11月に実施されている。上記の国民生活基礎調査により設定された単位区から無作為抽出した300単位区内の世帯（約5,000世帯）および当該世帯の1歳以上の世帯員（約7,000人）を調査客体としている。調査結果は，厚生労働者が全国集計として「国民健康・栄養調査報告」として公表している。各都道府県においても，同じような調査を県民健康・栄養調査として独自に実施し，とりまとめて公表している。また，都道府県によっては，地区（その市町村）別に集計・公表している場合もあるが，対象者数は少ない場合が多いので，注意が必要である。

（2）統計資料・文献の利用およびホームページ活用

さまざまな既存資料および統計資料が公表され，また，文献からの健康情報を得ることができる。それらは出版物として購入・利用できる場合があるが，今日ではインターネットのホームページからの利用が可能となった。以下では，健康情報が入手可能な主なホームページを紹介する。

1）厚生労働省（https://www.mhlw.go.jp/toukei_hakusho/toukei/）

厚生労働省が所管している厚生統計調査の一覧が掲載されており，前記した統計資料等が利用できる。

2）総務省統計局（https://www.stat.go.jp/）

国勢調査，労働力調査，家計調査などが公表されている。また，同ホームページには，「統計でみる都道府県のすがた」「統計でみる市区町村のすがた」が掲載されている。

3）地方自治体への照会

市町村要覧編集委員会編「全国市町村要覧」（第一法規，毎年発行）の利用。また，第一法規のホームページトップの「自治・行政」をクリックし，さらに「全国地方自治体リンク47」をクリックすると，各都道府県・市町村のホームページがみられる。

4）文献検索

学術的な資料については，学術機関および学会等のホームページを利用するとよい。和雑誌の検索には，医学中央雑誌（https://www.jamas.or.jp/）がある（有料）。欧文雑誌の検索にはMEDLINEがあり，この無料サービスの文献データベースがPubMedである（https://pubmed.ncbi.nlm.nih.gov）。同ホームページにアクセスし，Search欄に［キーワード（英文）］を入力する。複数のキーワードは「AND」かコンマで続ける。

3. 健康情報の活用方法

3.1　Personal Health Record（PHR）システム

Personal Health Record（PHR）システムとは，「個人が自らの生活の質（QOL = Quality of Life）の維持や向上を目的として，個人が自らの健康情報を収集・保存・活用するしくみ」をさす。このPHRシステムを活用し，個人の生活の質を持続的に向上させていくためには，民間事業者がPHR事業に参入し牽引していくことや健康サービス事業者による良質なサービスの提供が必要不可欠である。現状では，個人の健康に関係するさまざまな情報は，医療機関・健診機関・フィットネスクラブ・家庭などさまざまなところに散在しており，その保存媒体や保存形態なども多様である。もし，PHRシステムにより，これらの散在する健康情報を個人が容易に集め，管理できるようになれば，その本人のみならずさまざまな主体に大きなメリットをもたらすものと考えられる。

（１）個人の積極的な健康管理

まず一番大きな効果としては，個人が自らの健康情報を収集・管理することにより健康についての関心が高まり，健康管理に積極的になることがあげられる。PHRシステムに保管した自分の健診結果や，健康に関する付加的な情報などによって自分自身の健康状態を正確に知ることは，健康に対する理解と意識を高め，生活習慣病の予防等，日常生活の健全化や行動変容につながると期待される。また，個人が収集・管理した自分自身の健康情報は，日常生活から医療の現場まで広範囲な場面で有効に活用されると考えられる。例えば，PHRシステムを通じて血液型，日常の血圧，禁忌薬，過去の既往歴といった情報の確認が容易になることから，救急時において迅速な対応が可能になること，医療機関受診時に検査の重複を避けることが可能となることが期待される。

さらに，健康情報を収集・管理することは個人に対するメリットだけでなく，その家族にとっても利点をもたらすものとなる。例えば，母親が子どもの健康状態を把握する場合や，遠隔地の親の介護・医療の状況を把握する場合にも活用が考えられる。

（２）健康サービス事業の高度化

次に，健康サービスを提供する事業者にとってのメリットがあげられる。健康サービス事業者が個人の健康情報を活用できるようになると，個人の状態や関心事に応じて適切なサービスを提供できるようになるなど，サービスメニューの充実やサービスの高付加価値化を図ることができる。例えば，フィットネスクラブでのパーソナルトレーニングの際に，個人の体重や体脂肪・筋肉量に関する，その場での測定結果だけでなく，過去の推移を知ることができれば，現在どのような状況にあり，今後どのような状態を目標とすべきかを，トレーナーが正確に把握できる。その結果として，より利用者に適した，より高い成果を期待できるトレーニングプログラムを作成できるようになる。

また，生活習慣病の治療の際には，個人が診療のために医療機関を訪れる際の診療情報に加えて，普段の生活における服薬状況や，健康測定機器を通じて収集した体重や血圧などの推移，食事や活動の履歴等の情報を，医師やサービス事業者が正確に知ることができれば，より適切な指導を提供することが可能となる。

さらに，さまざまな主体による健康サービスへの参入が促進されることも期待される。例えば，PHRシステムを利用することによって，健康測定機器などを使って情報を収集するという機能とそれを活用したサービスを提供する機能を切り離すことが可能となり，PHRシステムに蓄積されたデータを用いて，ウェブ上でサービスの提供のみを行うビジネスが誕生するなどの参入促進効果が期待される。

（３）医療保険者，企業等にとってのメリット

従業員の健康問題は医療保険者や企業にとっても重要である。個人が自らの健康に

気をつけることによって従業員・組合員の健康度が上がり病気罹患者が減少すれば，病気休職者が減少し，病気に罹患した場合であっても初期段階で治療し病気休職期間が短期化されれば，労働の量および質の両面で改善が図られ，企業の競争力にとっても大きな利点となると期待される。

（4）蓄積されたデータの活用による新たな産業の創出

　個人の同意が前提であるが，PHRシステム上に収集された多数の個人の統計的な情報を，調査や研究開発に活用することも可能となる。現状では個人の健康情報を集められるツールがないため，収集規模が限られておりコストもかかるが，幅広い健康に関する統計的な情報がPHRシステムを通じて長期的に収集・蓄積できるようになる。このような統計的な情報を活用することによって，例えば，特定保健用食品や医薬品などの新製品開発を効率的に進めることが可能となる。蓄積された情報を分析・活用した新たな健康リスク情報提供サービス等の開発ができるようになる等が期待される。

3.2　栄養士の活動と栄養価計算

　栄養士の活動の中で，献立の栄養価計算は重要な仕事である。この場合，まず献立のそれぞれの材料とその量を記録する。次にそれぞれの材料とその量から栄養成分を積算する。わが国の各食品の栄養成分は「日本食品標準成分表」に詳細にまとめられ発表されている。同成分表は，各食品の可食部100ｇあたりの栄養成分が表示されているので，使用した材料とその量がわかれば，栄養成分が積算できる。しかし，1食の献立でも食品数は多数にわたることがあり，その計算量はかなり大きいものとなる。そこで，この作業を手集計で行うことはかなり困難であり，コンピュータの導入が必要となる。

　コンピュータが導入されれば，「日本食品標準成分表」の膨大なデータは，文部科学省ホームページ上で提供されており，まずそれを保存しておく。そして，献立の食品の種類とその分量を入力することで，瞬時に栄養価が計算される。そして，その結果はバランスがとれているか，1日の摂取量がどのくらい満たされているかなどの情報が容易に表示されるようにする（そのためのソフトおよびプログラム作成は必要である）。コンピュータの利用は，複雑な計算処理からの負担を軽減し，また，いろいろな表示や他情報との関連づけによって複雑かつ高度な意思決定を支援する道具ともなりうるのである。さらに，経年的な情報をデータベースに整理し，経年的な栄養診断をしながら，栄養教育・栄養指導に活用することも可能となっている。なお，今日では栄養価計算の市販ソフトもあり，その使用によって容易に栄養価計算等が可能となっている。

4. 健康情報の注意点

近年，インターネットの普及により膨大な情報を瞬時に入手できることはすでに説明したとおりである。人びとが入手できる健康に関する情報は，実にさまざまで，その信頼性についても同様である。特にインターネットでは，誰でも簡単に情報を発信できるようになっているので，「食べてやせる」とか「がんが治る」といった怪しげな商業目的の情報も混在している。こういった状況の中で信頼のおける情報であるか否かを判断するには，その情報が，科学的根拠，つまり「科学により実証されている根拠」に基づいた情報であるかという観点からとらえる必要がある。以下に情報を見極めるための注意点を示す。

- ・営業目的の情報か否か。
- ・情報発信元の連絡先などがきちんと記載されているか。
- ・問い合わせ窓口などがきちんと用意されているか。
- ・掲載された情報の科学的根拠が記載されているか。
- ・掲載された情報は最新のものかどうか。
- ・多くの他の情報サイトから引用されているかどうか。
- ・体験談とかではなく，具体的な研究に基づく情報か。
- ・動物実験ではなく，実際の人間での研究か。
- ・学会発表ではなく，専門誌に報告された論文による情報か。
- ・臨床試験や追跡調査など，信頼性の高い研究方法による情報か。
- ・ひとつの研究ではなく，複数の研究でも同じような結果となっている情報か。

そして，以下のような心構えも重要である。

- ・情報をうのみにしない。複数の情報源を比較検討するようにする。
- ・情報の内容や結果を冷静に評価する余裕を持つ。
- ・トラブルに遭遇した場合は専門家に相談するようにする。

健康食品の安全性と有効性については，国立健康・栄養研究所のホームページ（https://www.nibiohn.go.jp/eiken/）などが参考になる。

現代社会は，インターネットなどのICT（情報通信技術）の普及により無数の健康に関する情報を瞬時に入手することが可能である。その無数の情報の中から信頼できる情報を見極め，間違った情報に振り回されないようにしなければならない。そのためには，ヘルス・リテラシーを身につけることが重要となる。**ヘルス・リテラシー**とは必要な健康に関する情報を手に入れて理解し，効果的に利用する能力のことである。単に情報の意味がわかるだけでなく，行動することまでをも含んだ能力のことで

ある。米国の研究では、ヘルス・リテラシーが低いと、生活習慣などの自己管理ができなかったり、医療情報を正しく理解できないために病気の予防がおろそかになったり、治療のための薬の服用や通院が不規則になりやすいことが指摘されている。

現代社会は日々、大量に情報が発信される世の中となっている。その中で信頼できる質の高い情報を見極める重要性は増すばかりである。健康に関する情報を適切に利用するためにはヘルス・リテラシーを身につけることがとても大切なことになってきている。信頼できる質の高い情報を正しく理解し、適切な意思決定をして行動することは、情報社会となった現代において必須のスキルのひとつといっても過言ではない。

第8章 まとめ

❶ 健康情報には一般的な健康に関する情報と保健医療情報がある。
❷ 一般的な健康に関する情報には、インターネットからの情報や新聞、雑誌、テレビなどマスメディアからのさまざまな情報がある。
❸ 保健医療情報は、主に官公庁などの公式情報となる。
❹ 個人の健康情報は今後一元管理されることにより、さまざまなメリットを享受することになる。
❺ インターネットなどを通し入手できる膨大な健康情報から、信頼のおける情報を見極めるためには、いくつかの注意点や心構えがある。
❻ 現代のような情報社会では、質の高い健康情報を見極め効果的に利用するためには、ヘルス・リテラシーは必須のスキルである。

文献

- 中山建夫：健康・医療の情報を読み解く 健康情報学への招待，丸善出版，2008.
- 日本版PHRを活用した新たな健康サービス研究会：個人が健康情報を管理・活用する時代に向けて，2008.
- 健康を決める力（www.healthliteracy.jp）
- ベン・ゴールドエイカー：デタラメ健康科学 代替療法・製薬産業・メディアのウソ，河出書房新社，2011.

索引

A～Z
- AIDS……82, 135
- DOTS……84
- EBHC……141
- EBM……141
- EBN……141
- GHSI……138
- HbA1c……77
- HIV……83
- HPV……73, 74
- ICD-10……25
- IHR……138
- MDGs……136
- MEDLINE……154
- Mets……79
- ODA……136
- OR……148
- PHR……154
- PMI……8
- PubMed……154
- QOL……49
- SARS……135
- SMR……8
- THP……125
- WHO……134

あ
- 悪性新生物〈腫瘍〉……26
- アクティブガイド……56
- アクティブ80ヘルスプラン……88
- 新たな予防給付……99, 130
- アルコール関連問題……65
- アルマ・アタ宣言……11, 136

い
- 医学中央雑誌……154
- 胃がん……27
- 一次予防……42, 70, 88
- 一般健康診断……124
- 一般衛生行政……100
- 医療保護入院……132
- 飲酒……65
- インターネット……152

う
- 後ろ向き調査……144
- 運動……52
- 運動器症候群……51
- 運動習慣……49

え
- 栄養……42
- 栄養改善法……87
- 栄養価計算……156
- 栄養教諭……127
- 栄養状態……42
- 栄養素等摂取量……44
- エヴィデンス……142
- A型行動型……75
- 疫学……142
- エクササイズ……53
- エクササイズガイド……52
- エネルギー摂取量……44
- エンゼルプラン……94

お
- 横断研究……142
- オッズ比……148

か
- 介護……128
- 介護保険……130
- 介護保険制度……98
- χ^2検定……147
- 外食……42
- 介入研究……145
- 外来受療率……10, 38
- 科学的根拠に基づく医療……141
- 学校環境衛生……127
- 学校保健安全法……127
- 合併症（糖尿病）……78
- 噛ミング30……133
- 簡易生命表……20
- 環境要因……75
- 観察……115
- 患者調査……10, 38, 153
- 感染……81
- 感染症対策……87
- 感染症法……82
- 感染症予防（学校保健）……127
- 完全生命表……20
- がん対策基本計画……100
- がん対策基本法……100
- がん予防……73

き
- 偽陰性……118
- 危険因子……72
- 危険率……146
- 記述疫学……142
- 喫煙……61
- 機能障害……72
- 帰無仮説……146
- 休養……59
- 休養指針……60

教育課程以外の活動……126
- 偽陽性……118
- 共通要因……143
- 禁煙週間……64

く
- グローバリゼーション……134

け
- ケースコントロール研究……144
- 血液感染……82
- 結核……84
- 結核予防法……87
- 欠食……43
- 健康格差……135
- 健康管理（産業保健）……124
- 健康管理計画……107
- 健康教育……93, 109
- 健康自己評価……1
- 健康指標……6, 7
- 健康寿命……8, 18, 49
- 健康診査……116
- 健康診断……116
- 健康増進事業……93
- 健康増進法……65, 93
- 健康相談……93, 114
- 健康づくりのための運動指針……52
- 健康づくりのための休養指針……60
- 健康づくりのための食生活指針……46
- 健康づくりのための身体活動基準……54
- 健康づくりのための身体活動指針……56
- 健康づくりのための睡眠指針……60
- 健康日本21……87, 88
- 健康日本21最終評価……49, 90
- 健康日本21（第2次）……19, 87, 90
- 健康の定義……2
- 健康フロンティア戦略……90
- 検索エンジン……152
- 検診・健診……117
- 検定……145
- 権利としての健康……3

こ
- 効果判定……147
- 後期高齢者医療制度……98
- 合計特殊出生率……21
- 高血圧症……75
- 交互法……149
- 厚生労働省……154
- 後天性免疫不全症候群……82

索　引

行動変容ステージモデル……… 112
高齢化速度……………………… 16
高齢者の医療の確保に関する
　法律……………………… 98, 129
高齢者保健……………………… 128
国際協力………………………… 137
国際交流………………………… 137
国際保健学……………………… 134
国際保健規則…………………… 138
国民栄養調査……………… 87, 153
国民健康・栄養調査……… 93, 153
国民健康づくり対策…………… 87
国民生活基礎調査…… 10, 36, 153
国連ミレニアム開発目標……… 136
孤食……………………………… 42
個食……………………………… 42
子ども・子育て応援プラン…… 96
コホート………………………… 143
ゴールドプラン………………… 97
婚姻……………………………… 22
今後の子育て支援のための施策
　の基本的方向について……… 94
コントロール………………143, 144

さ
再興感染症……………………… 82
作業環境管理…………………… 123
作業管理………………………… 124
三次予防…………………… 70, 72

し
死因順位………………………… 27
死因別死亡率………………… 8, 25
次世代育成支援対策推進法…… 96
自覚的健康感…………………… 1
自覚的運動強度………………… 52
歯科保健………………………… 132
子宮がん………………………… 28
子宮頸がん………………… 73, 74
事後評価………………………… 109
自殺……………………………… 31
死産……………………………… 33
脂質摂取量……………………… 44
自然死産………………………… 33
事前評価………………………… 109
市町村保健センター……… 101, 122
実感としての健康……………… 1
質的データ……………………… 147
疾病の自然史…………………… 70
疾病分類別受療率……………… 39
疾病予防対策…………………… 5
児童福祉法……………………… 94
死亡率……………………… 7, 34
社会参加………………………… 131
社会的健康……………………… 2
社会的不利……………………… 72

周産期死亡率……………… 8, 32
集団健診…………………… 72, 117
集団スクリーニング…………… 119
集団特性………………………… 106
重点的に推進すべき少子化対策
　の具体的実施計画…………… 94
自由度…………………………… 146
住民健診………………………… 117
主観的健康感…………………… 1
宿主の感受性…………………… 81
宿主要因………………………… 75
受動喫煙…………………… 63, 93
主流煙…………………………… 63
受療率……………………… 11, 38
循環器疾患……………………… 75
障害者自立支援法……………… 132
障害者総合支援法……………… 132
障害の階層性…………………… 72
障害防止………………………… 72
少子化……………………… 15, 23
少子化社会対策基本法………… 95
常習的飲酒……………………… 66
情報提供………………………… 80
将来推計人口…………………… 15
症例対照研究…………………… 144
食育基本法……………………… 97
食育推進基本計画……………… 97
食塩摂取状況…………………… 45
食事バランスガイド…………… 48
職場健診………………………… 117
食品摂取状況…………………… 45
処置入院………………………… 131
所与値…………………………… 146
新エンゼルプラン……………… 94
新健康フロンティア戦略……… 90
人口……………………………… 14
新興感染症………………… 82, 135
人工死産………………………… 33
人口静態統計…………………… 22
人口置換水準…………………… 21
人口動態統計………………22, 153
人口ピラミッド………………… 16
新ゴールドプラン……………… 97
心疾患……………………… 28, 75
新生児死亡率…………………… 8
新生児死亡……………………… 31
身体活動………………………… 48
身体活動（効果）……………… 51
シンポジウム…………………… 113
新保健所法………………… 91, 101

す
推奨量…………………………… 46
推定エネルギー必要量………… 46
推定平均必要量………………… 46

睡眠指針………………………… 60
スクリーニング……… 72, 116, 119
健やか親子21…………………… 94
ストレス………………………… 56
スポーツ庁……………………… 126

せ
生活活動………………………… 52
生活習慣病……………………… 41
生活習慣病対策………………… 87
生活習慣………………………41, 75
生活の質………………………… 49
成人病…………………………… 41
精神保健福祉士法……………… 131
精神保健福祉法………………… 131
精神保健法……………………… 131
政府開発援助…………………… 136
生物医学モデル………………… 5
生物心理社会モデル…………… 6
精密検査………………………… 72
生命表……………………… 8, 20
世界禁煙デー…………………… 64
世界健康安全保障イニシアティブ… 138
世界保健機関…………………… 134
積極的な健康…………………… 3
積極的な支援…………………… 81
積極的な休養…………………… 59
接触感染………………………… 82
セルフケア……………………… 3
前後比較………………………… 149
全身持久力………………… 51, 55
選択的スクリーニング………… 119
潜伏期…………………………… 81

そ
早期新生児死亡………………… 31
早期新生児死亡率……………… 8
早期病的変化…………………… 72
相対危険………………………… 148
総務省統計局…………………… 154
粗死亡率…………………… 7, 24
咀しゃく………………………… 43

た
第1号被保険者……………… 98, 130
対象特性別食生活指針………… 47
大腸がん………………………… 27
第2号被保険者……………… 98, 130
耐容上限量……………………… 46
体力……………………………… 55
多項目スクリーニング…… 117, 119
多国間協力……………………… 138
たばこ規制枠組条約…………… 64
単項目スクリーニング…… 117, 119
炭水化物摂取量………………… 44
たんぱく質摂取量……………… 44

索　引

ち
- 地域支援事業　98
- 地域精神保健福祉対策　132
- 地域包括支援センター　99
- 地域保健法　91, 101, 122
- 窒息　31
- 超高齢社会　16
- 直接監視下短期化学療法　84

つ
- 通院医療　132
- 通院者　38
- 通院者率　10, 38

て
- 適合度の検定　147
- 適正飲酒　68
- テクノストレス　57

と
- 動機づけ支援　81
- 統計量　146
- 糖尿病診断基準　77
- 動物由来感染　82
- 特異度　118, 121
- 特殊健康診断　124
- 特殊予防　71
- 特定健康診査　51, 79, 119
- 特定保健指導　79
- 特別活動　126
- 独立性の検定　147
- 都市化　136
- トータル・ヘルスプロモーション・プラン　125
- 途中評価　109
- DOTS 戦略　84
- 都道府県がん対策推進計画　100

な
- 内臓脂肪型肥満　81
- 内臓脂肪症候群　78

に
- 2 国間協力　138
- ニコチン依存症管理料　65
- 21 世紀における国民健康づくり運動　88
- 21 世紀における第 2 次国民健康づくり運動　91, 92
- 二次予防　42, 70, 72, 88
- 日本人の食事摂取基準　46
- 入院受療率　10, 38
- 乳がん　28
- 乳児死亡　31
- 乳児死亡率　7
- 任意入院　131
- 人間ドック　72, 116
- 妊産婦死亡　32
- 妊産婦死亡率　8

ね
- 年齢階級別死亡率　8, 25
- 年齢調整死亡率　8, 24
- 年齢別死亡率　8

の
- 脳血管疾患　26, 28, 75
- 能動喫煙　63
- 能力障害　72

は
- 肺炎　28
- 肺がん　27
- 廃用症候群　76
- ハイリスク・アプローチ　71
- 8020（ハチマル・ニイマル）　133
- 発がん促進因子　73
- 発がん促進物質　61
- 発がん物質　61
- 発がん抑制因子　73
- パネル討議　113
- 晩婚化　23
- 晩産化　23

ひ
- PHR システム　154
- PFC 比　44
- 皮下脂肪型肥満　81
- 非婚化　23
- ヒトパピローマウイルス　73, 74
- ヒト免疫不全ウイルス　83
- 評価　108, 109
- 標準化死亡比　8
- 疲労　59
- 敏感度　118, 121

ふ
- フィードバック　108, 109
- フォーラム　113
- 副流煙　63
- プライマリヘルスケア　11, 136
- +10（プラス・テン）　56
- 不慮の事故　31
- ふるい分け検査　117
- 分煙　65
- 文献検索　154

へ
- 平均在院日数　39
- 平均寿命　7, 9, 18
- 平均余命　8, 9, 18
- ベター・ヘルス　3
- ヘモグロビン A1c 検査　77
- ヘリコバクターピロリ菌　73
- ヘルスニーズ　106
- ヘルスプロモーション　12
- ヘルス・リテラシー　157

ほ
- 防煙　65
- 保健医療情報　151
- 保健教育　126
- 保健指導　72, 120
- 保健所　101, 122
- 保健所法　101
- ポジティブ・ヘルス　3
- 母子保健施策　128
- 母子保健指標（国際比較）　36
- 母子保健法　94, 128
- 補助的手段　113
- ポピュレーション・アプローチ　71
- Borg 指数　52

ま
- 前向き調査　143
- マクネマーの検定　147
- マッチング　144
- 慢性疲労　59

み
- 未婚化　23
- 未成年者飲酒禁止法　65

め
- メタボリックシンドローム　51, 78
- メッツ　53
- Mets 群　79
- 目安量　46
- 面接　114

も
- 目的（健康管理）　108
- 目標（健康管理）　108
- 目標設定　107
- 目標量　46
- 問題分析　106

ゆ
- 有酸素運動　52
- 有訴者率　10, 36

よ
- 要医療者　121
- 要精検者　121
- 予防給付　99, 130

り
- 離婚　23
- リスク比　148
- リスクファクター　72
- リハビリテーション　72
- 量的データ　147
- 臨床疫学　141

ろ
- 老人福祉法　97, 129
- 老人保健事業　129
- 老人保健法　87, 97
- 労働衛生対策　123
- ロコモティブシンドローム　51

わ
- ワクチン　82

〔監修者〕　　　　　　　　　　　　　　　　　　　　　　　（執筆分担）

苫米地　孝之助
（とまべち　こうのすけ）

〔編著者〕

宮城　重二　　女子栄養大学名誉教授　　　　　第1章，第3章1・2・4・5，
（みやぎ　しげじ）　　　　　　　　　　　　　第4章1・2，第6章1〜6，第7章

〔著　者〕（五十音順）

金子　嘉徳　　女子栄養大学 栄養学部 教授　　　第3章3
（かねこ　よしのり）

佐藤　勝昌　　神戸女子大学 家政学部 教授　　　第2章1・2・3，第4章3
（さとう　かつまさ）

堀内　美由紀　奈良学園大学 保健医療学部 教授　第2章4・5，第6章7
（ほりうち　みゆき）

松本　泉美　　畿央大学 健康科学部 教授　　　　第5章
（まつもと　いずみ）

吉澤　剛士　　十文字学園女子大学 人間生活学部 准教授　第8章
（よしざわ　たけし）

Nブックス
改訂　健康管理論

2004年（平成16年）5月20日　初版発行〜3刷
2006年（平成18年）3月10日　第2版発行〜4刷
2009年（平成21年）4月10日　第3版発行〜5刷
2014年（平成26年）3月31日　改訂版発行
2022年（令和4年）3月1日　改訂版第8刷発行

監修者　苫米地　孝之助
編著者　宮城　重二
発行者　筑紫　和男
発行所　株式会社　建帛社　KENPAKUSHA

112-0011　東京都文京区千石4丁目2番15号
TEL（03）3944-2611
FAX（03）3946-4377
https://www.kenpakusha.co.jp/

ISBN 978-4-7679-0496-2 C3047　　あづま堂印刷／ブロケード
© 苫米地・宮城ほか，2004，2014.　　　Printed in Japan
（定価はカバーに表示してあります）

本書の複製権・翻訳権・上映権・公衆送信権等は株式会社建帛社が保有します。
JCOPY＜出版者著作権管理機構 委託出版物＞
本書の無断複製は著作権法上での例外を除き禁じられています。複製される場合は，そのつど事前に，出版者著作権管理機構（TEL 03-5244-5088，FAX 03-5244-5089，e-mail : info@jcopy.or.jp）の許諾を得てください。